Breiter Stärker Muskulöser

Breiter Stärker Muskulöser

50 Antworten für mehr Muskeln

Flavio Simonetti

Zu meiner Person

Als ich 1998 das erste Mal Gewichte hob, war ich mir sicher, dass ich schnell einen muskulösen Körper aufbauen würde. Schließlich war ich entschlossen, mein Bestes zu geben.

Zu meiner Figur: Ich war ein Hautständer. Dünn wie eine Bohnenstange. Auf 1,77 Meter brachte ich nicht einmal 60 kg auf die Waage. Von meinen Kollegen wurde ich wie ein Mensch zweiter Klasse behandelt und von den Mädchen ohne Respekt, weil sie dachten, ich sei magersüchtig. In Wirklichkeit aß ich wie ein Verrückter. Aber mein Gewicht wollte einfach nicht nach oben gehen.

So zogen die Jahre ins Land, und obwohl ich viel in Fitnesszeitschriften und auf Internetseiten las und konsequent trainierte, baute ich nicht ein Gramm an Muskeln auf. Ich war frustriert und wusste nicht weiter. Erst nach über sieben Jahren lernte ich einen erfahrenen Trainer kennen, der mir half, sichtbar mehr Muskeln aufzubauen.

Was mir gefehlt hatte, war nicht Wissen, sondern **das richtige Wissen**. In den vergangenen Jahren konnte ich über YouTube® und Facebook® Millionen von Menschen erreichen und auf diese Weise viele erfolgreiche Athleten kennenlernen – Athleten, die Millionen von Facebook®-Fans haben. In diesem Buch möchte ich die wichtigsten Grundlagen dieser Athleten für dich zusammenfassen.

Mach nicht dieselben Fehler wie ich!

Auf gutes Gelingen.

Beste Grüße

Dein Flavio Simonetti

P.S.: In diesem umfangreichen Buch möchte ich dir die wichtigsten Fragen zum Thema Muskelaufbau beantworten. Vielleicht suchst du nach dem Lesen einen Trainings- oder Ernährungsplan, der das Maximale aus deiner Genetik herausholt? Dann mach es individuell!

Teste doch mal die Muskel-Akademie. Dort bekommst du alle sechs Wochen **personalisierte** Trainings-und Ernährungspläne (für gerade einmal 0,67 €/ Tag).

Außerdem bekommst du so viel **Coaching** wie du benötigst. Probiere es **jetzt** aus.

No Risk – Max Gain — > www.Muskel-Akademie.de

Inhaltsverzeichnis

1. Allgemeines Wissen

1.1 Muskelwachstum – So funktioniert's

Muskeln wachsen nur, wenn sie belastet werden. Unser Körper arbeitet generell ökonomisch (*sparsam*) und wird Muskelprotein nur dort vermehrt einlagern, wo der Bedarf dafür besteht.

Einen Mehrbedarf signalisieren wir über einen durch Krafttraining oder körperliche Aktivität vermittelten Wachstumsreiz, der erst dann entsteht, wenn ein Muskel über sein verfügbares Leistungsvermögen hinaus beansprucht wird. Unsere Muskeln bestehen aus weißen und roten Muskelfasern. Nur die weißen Muskelfasern sind in der Lage, sich deutlich zu verdicken. Durch das Krafttraining wird im Körper, speziell im Muskel, der Reiz zum Wachstum gesetzt.

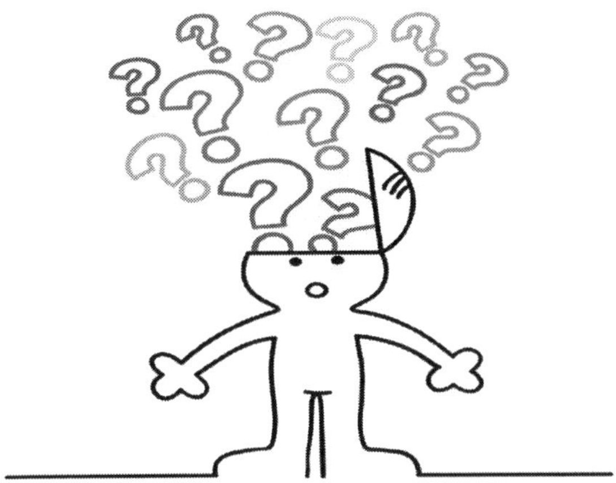

Beim Training entstehen feinste Haarrisse in den Z-Streifen der Muskeln. Diese Risse müssen wieder repariert werden, der Körper (*der Muskel*) befindet sich in einer sogenannten Regenerations- oder Heilungsphase. In dieser Phase muss der Körper nach dem Training vermehrt Eiweiß und zum Teil auch Wasser in der Muskulatur einlagern, um die entstandenen Haarrisse wieder zu reparieren. Dies geschieht in den einzelnen Muskelfasern, die dadurch verdicken. Der Muskel wird in seinem gesamten

Querschnitt größer und leistungsfähiger. Dieser Prozess dauert unter Umständen mehrere Tage, je nachdem, wie hart der Muskel zuvor belastet wurde. Das über die Nahrung zugeführte Eiweiß dient dem Körper als Baustoff für die Muskulatur. Zudem ist Eiweiß einer der wichtigsten Grundbausteine des menschlichen Organismus'.

1.2 Muskelaufbau – drei wichtige Faktoren im Überblick

Muskeln können nur stärker oder größer werden, wenn diese unter bestimmten Bedingungen belastet werden. Dies kann durch körperliche Arbeit zum Beispiel im Beruf (*Handwerker*) oder durch gezieltes Krafttraining geschehen.

Beim Muskelaufbau gibt es drei wichtige Faktoren.

1. **die Ernährung**
2. **die Erholung**
3. **das Training**

Nur wenn diese drei Voraussetzungen erfüllt sind und miteinander in Einklang stehen, kann man richtig Muskeln aufbauen.

Die **Ernährung** ist oftmals der Schlüssel zum Erfolg. Nur wenn genügend Nährstoffe vorhanden sind, kann der Körper diese für den Muskelaufbau nutzen. Um Muskeln aufbauen zu können, muss man über einen Kalorienüberschuss verfügen, das heißt, man isst mehr Kalorien als mein eigentlich benötigt. So wird sichergestellt, dass dem Körper und den Muskeln genügend Energie für das Training und genügend Nährstoffe für den Muskelaufbau zur Verfügung stehen.

Die richtige **Erholung** nach einem intensiven Training ist noch wichtiger als das Training selbst, denn der Muskel kann nur wachsen, wenn er genügend Zeit hat, sich vollständig zu erholen.

Der Muskel wächst nicht während des Trainings, sondern danach in der sogenannten Regenerations- oder Erholungsphase. Beim Krafttraining wird lediglich der Reiz zum Wachstum gesetzt.

Während des Trainings müssen wir den Muskel immer wieder an seine Grenzen bringen und ihn immer wieder aufs Neue reizen. Abwechslung ist bei der Trainingsplanung und -gestaltung der Schlüssel zum Erfolg.

1.3 Wie viel Muskeln lassen sich in den ersten Trainingsjahren aufbauen?

Je länger man kontinuierlich trainiert, desto schwieriger wird es, Muskeln aufzubauen und umso länger wird es dauern. Ein Anfänger hingegen hat es einfacher. Er wird schnell an Muskeln und Gewicht zulegen, aber auch bei ihm gilt: Je länger er trainiert, desto langsamer wird er Muskeln aufbauen. In den ersten zwei bis drei Jahren werden die meisten Fortschritte gemacht, die uns nahe an unser „genetisches Limit“ bringen.

Da es aber erfahrungsgemäß an Know-how, sprich Trainings- und Ernährungsgrundlagen fehlt, verschiebt sich diese Zeitspanne bei den meisten sicherlich um das ein oder andere Jahr nach hinten. Was man aber grundsätzlich immer sagen kann, ist, dass es mit zunehmender Zeit einfach sehr schwierig wird, auf „naturaler“ Basis weitere Fortschritte zu machen.

Man kann in dieser Zeit von einem durchschnittlichen Muskelwachstum von einem halben Kilo (*reine Muskelmasse*) pro Jahr ausgehen. Zur Berechnung der maximalen Muskelmasse gibt es verschiedene Methoden, die sich aber kaum unterscheiden.

Nachfolgend findest du eine Tabelle. Diese zeigt das gängigste Modell zur Berechnung der Muskelmasse. Es stammt von Lyle McDonald.

Trainingsjahre	Durchschnittlicher Muskelzuwachs pro Jahr	Durchschnittlicher Muskelzuwachs pro Monat
1	9 bis 11 kg	1 kg
2	4,5 bis 5,5 kg	0,5 kg
3	2,3 bis 2,7 kg	0,25 kg
4	0,9 bis 1,2 kg	Ist pro Monat nicht mehr genau zu sagen beziehungsweise zu berechnen
5+	0,5 kg	Ist pro Monat nicht mehr genau zu sagen beziehungsweise zu berechnen

1.4 Ab welchem Alter ist Krafttraining sinnvoll?

Richtiges Krafttraining, also klassischer Muskelaufbau, sollte erst ab einem Alter von sechzehn Jahren begonnen werden. Solange der Wachstumsprozess noch nicht abgeschlossen ist, sollte auf ein richtig schweres Krafttraining verzichtet werden. Schweres Krafttraining kann die Wachstumsphase des Körpers verlangsamen und sogar nachteilig beeinflussen.

Der Knochenbau von Jugendlichen ist zwar aufgrund geringerer Kalkeinlagerungen wesentlich elastischer als bei Erwachsenen, dadurch jedoch auch anfälliger für Druck- und Biegebelastungen. Auswirkungen eines intensiven Krafttrainings während der Wachstumsphase können Schädigungen am Knochenskelett, der Wirbelsäule oder am Sehnen- und Bandapparat sein, da letzterer längere Zeit zur Anpassung benötigt als die Muskulatur selbst. Spielerisch und mit ganz kleinen Gewichten kann auch schon früher als mit sechzehn Jahren begonnen werden. Beim Training sollten aber Beweglichkeit und Koordination im Vordergrund stehen.

Ab einem Alter von acht bis neun Jahren kann mit dem Eigengewicht trainiert werden. Das Training sollte spielerisch sein. Besonders Übungen wie an Stangen hochklettern, auf allen Vieren herumkrabbeln, Hampelmann und Sprünge aus dem Stand sind in diesem Alter geeignet.

An Trainingsgeräten können mit leichten Gewichten ab einem Alter von dreizehn bis vierzehn Jahren schon allgemeine Übungen gemacht werden wie zum Beispiel Seitheben, Butterfly, Bankdrücken, Rudern und so weiter. Allerdings sollte man darauf achten, dass die Maschinen korrekt eingestellt werden (*Sitzhöhe, Brust- und Rückenpolster, et cetera*), und dass die Bewegungsausführung korrekt ist.

Zudem sollten Übungen mit leichten Gewichten im Wiederholungsbereich von 20 bis 30 Ausführungen gemacht werden. Intensives Kraftausdauer- und Muskelaufbautraining sollte erst nach der Pubertät beziehungsweise ab einem Alter von circa sechzehn Jahren absolviert werden. Hier sollte jeder auf seinen eigenen Körper hören und den Startzeitpunkt nicht nur anhand von Zahlen festlegen!

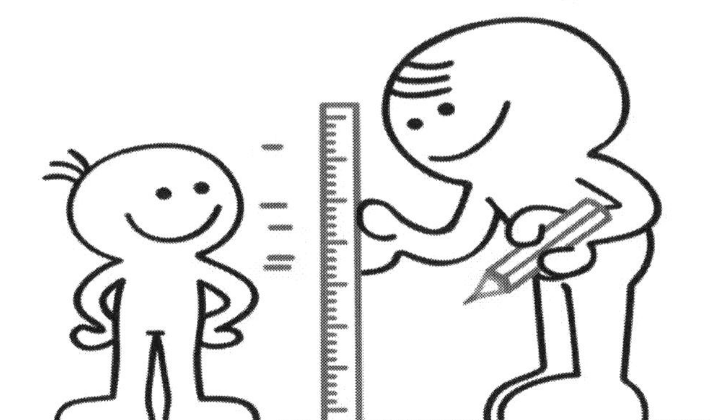

1.5 Körpertypenlehre – drei Körpertypen im Überblick

Den perfekten Körper zu erreichen und Muskeln aufzubauen, ist keine leichte Aufgabe. Dieses Unterfangen erfordert eine Menge Opfer, Organisation und Disziplin.

Jeder Mensch besitzt Anteile von drei unterschiedlichen Körpertypen, wobei immer einer dieser drei Körpertypen mehr ausgeprägt ist als die anderen zwei. Die Einteilung des Menschen in Körpertypen ist für einen groben Überblick ganz gut geeignet. Allerdings wird der Muskelaufbau, beziehungsweise die Fettverbrennung, nur zur Hälfte vom Körper selbst bestimmt. Wer in der Lage ist, sich diszipliniert und kontinuierlich an die richtige Ernährung und an das richtige Training zu halten, kann körperliche Schwächen ausgleichen und erfolgreich sein.

Die körperliche Struktur (*das heißt die ursprünglichen Ansätze von Muskeln, Sehnen und Bändern*) an sich kann nicht verändert werden, sondern nur die Größe der Muskeln. Ein Körper kann durch gezielte Veränderungen des Muskelvolumens eine schöne, nahezu perfekte Symmetrie bekommen, ganz egal, ob der Körpertyp ektomorph, mesomorph oder endomorph ist.

Ektomorph – Der schlanke Typ

Ektomorphe Menschen sind leicht zu erkennen. Sie sind dünn, schlaksig, meist groß und haben einen geringen Körperfett- und Muskelanteil. Dieser Typ wird im Bodybuilding als sogenannter Hardgainer, dem es schwer fällt, an Körpergewicht und Muskelmasse zuzunehmen, bezeichnet. Ektomorphe Körpertypen sollten sich sehr kalorienreich ernähren. Vorzugsweise natürlich mit Lebensmitteln von hoher Qualität.

Mesomorph – Der muskulöse Typ

Der mesomorphe Körperbautyp stellt das Idealbild für Männer und Frauen dar. Diese Athleten sind von der Natur mit einem muskulösen Körper gesegnet worden, der in der Regel nur einen geringen Körperfettanteil aufweist. Muskelaufbau fällt diesen

Athleten leicht. Der mesomorphe Typ stellt zwischen den ektomorphen (*dünnen*) und endomorphen (*stämmigen*) Körpertypen das ideale Mittelmaß dar. Das heißt: Natürlich muskulös, eine gute Körperstruktur, ein geringer Fettansatz und ein gutes Muskelaufbaupotenzial. Obwohl mesomorphe Körpertypen eher wenig dazu neigen, Fett anzusetzen, sollten sie darauf achten, wie viele Kalorien sie täglich zu sich nehmen, denn jeder Athlet, egal welchem Körpertypus er angehört, kann Fett ansetzen.

Endomorph – Der stämmige Typ

Der endomorphe Körpertyp kann als sogenannter Softgainer bezeichnet werden. Softgainer sind Athleten, die in der Lage sind, schnell an Gewicht zuzunehmen. Ein Teil dieser Gewichtszunahme besteht jedoch aus Wasser und Fett, die oft die dazugewonnene Muskulatur verdecken. Es sollte unbedingt darauf geachtet werden, dass die Kalorienzufuhr kontrolliert wird. Zucker, Kuchen, Süßigkeiten, Fast Food und so weiter sollten eher gemieden werden. Es empfiehlt sich, zusätzlich zum Krafttraining zwei- bis dreimal pro Woche ein leichtes Ausdauertraining zu absolvieren. Das verbrennt zusätzlich Kalorien und beschleunigt den Stoffwechsel.

1.6 Die Regenerationszeit des Muskels im Überblick

Nach einer Belastung des Muskels – wie zum Beispiel nach dem Krafttraining – kommt es zu einer vorübergehenden Abnahme der Leistungsfähigkeit (*2*). Durch die darauffolgende Erholung regeneriert sich der Muskel und das Ausgangsniveau wird wieder erreicht. War der beim Training gesetzte Reiz größer als der Ausgangszustand, kommt es im weiteren Verlauf der Erholungsphase zur sogenannten „**Superkompensation**“, das heißt, einer Steigerung des Leistungsniveaus des Muskels (*3*). Der Muskel wird stärker beziehungsweise größer. Wenn innerhalb einer bestimmten Zeit kein neuer Trainingsreiz gesetzt wird, kommt es zu einer allmählichen Rückkehr auf das Ausgangsniveau (*1*).

In jedem Fall sollte die nächste Trainingsbelastung am höchsten Punkt der Leistungssteigerung erfolgen (*3*). Dieses Prinzip bewirkt theoretisch und auch praktisch eine kontinuierliche Verbesserung der Leistungsfähigkeit. Werden neue Trainingsreize schon in der Phase der noch unvollständigen Erholung gesetzt (*zu kurze Trainingspause*) kommt es zu einer Überbelastung und zu einem Leistungsabfall: Der Muskel kann nicht mehr wachsen. Wie viel Zeit der Muskel braucht, um sich zu erholen, ist schwer zu sagen, denn dies ist von verschiedenen Faktoren abhängig.

Je nach individuellen Voraussetzungen und persönlichen Gegebenheiten wie ausreichend Schlaf, Art des Arbeitsplatzes, Ernährung, Training, alltägliche Stressbelastungen et cetera, können die Zeiten bezüglich der idealen Regeneration abweichen. Die nachfolgende Tabelle zeigt die durchschnittlich notwendige Regenerationszeit.

Prinzip der Superkompensation

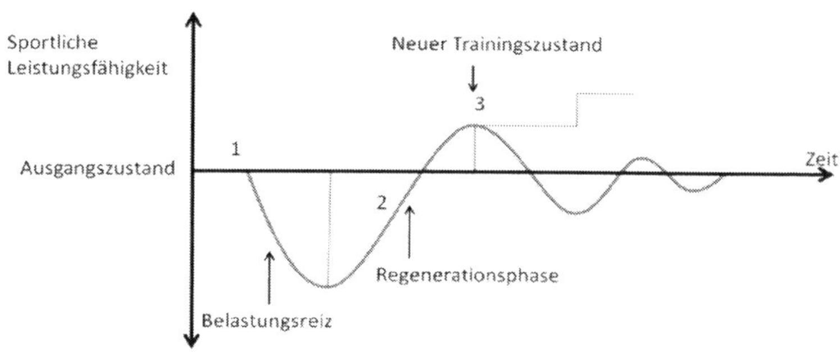

1.7 Muskelkater ein Zeichen für Muskelaufbau?!

<u>Muskelkater ist kein entscheidender Faktor für den Muskelaufbau.</u> Hat man im Anschluss an ein schweres Training, also die Tage danach, keinen Muskelkater, dann bedeutet dies nicht, dass man keinen Muskelwachstumsreiz gesetzt hat, sondern dass die Muskulatur als solche einfach widerstandsfähig genug war, um nicht zu reißen (*mikroskopisch kleinste Risse*).

Der Muskelaufbau funktioniert unter Umständen aber trotzdem. Jeder Neuanfänger, der zu Hause oder im Fitnessstudio trainiert, wird sich die erste Zeit mit Muskelkater herumschlagen, das ist völlig normal.

Grundsätzlich ist ein Muskelkater aber keine Garantie für Muskelaufbau. Es geht nicht darum, Muskelkater hervorzurufen, sondern nur darum, in der Muskulatur einen entsprechenden Wachstumsreiz zu setzen. Jeder kann einen Muskelkater haben, wenn er möchte. Muskelkater sollte grundsätzlich als ein Zeichen für Überanstrengung des Muskels und als eine Verletzung der Muskeln angesehen werden und nicht als ein Signal für Muskelaufbau.

Man sollte immer darauf achten, der Muskulatur genügend Zeit zur Regeneration zu geben, um den Muskelkater nicht noch stärker werden zu lassen oder die Muskulatur beim Training noch mehr zu schädigen. Dies kann ansonsten ganz schnell zu einem längeren Trainingsausfall führen.

Zudem kann man schnell in ein gewisses Übertraining geraten. In diesem Fall wird man keine Muskeln mehr aufbauen, ganz im Gegenteil: Man wird unter Umständen wieder Muskulatur verlieren beziehungsweise einen Trainingsrückschritt machen. Muskelkater ist kein Indiz für guten Muskelaufbau. Es sollte daher beachtet werden, dass eine dosierte, stetige Trainingssteigerung langfristig zum Ziel, sprich zum Muskelaufbau, führen wird.

1.8 Führt mehr Training zu mehr Muskelwachstum?!

Klare Antwort: NEIN!!! Mehr Training führt oft zu mehr Erfolg, das stimmt, allerdings gilt das nicht für den Muskelaufbau. Je mehr Klavier ich spiele, desto besser werde ich oder je öfter ich zum Fußballspielen gehe, umso besser werde ich. Aber wenn es um den Muskelaufbau geht, führt mehr Training nicht zu mehr Muskelwachstum, sondern eher zu einem Übertraining und einem eventuellen daraus resultierenden Muskelverlust.

Bevor die Muskeln nach dem Training wachsen können, braucht unser Körper eine gewisse Zeit zum Erholen. Gibt man dem Körper beziehungsweise den Muskeln nicht die nötige Erholungsphase, wird man über kurz oder lang keine Fortschritte mehr machen. Man wird Rückschritte machen, man wird im wahrsten Sinne des Wortes wieder schlechter werden.

Warum funktioniert dieses Prinzip – mehr Training – bei den Profis? In Zeitschriften oder Videos sieht man sie mehrmals am Tag stundenlang trainieren. **Ganz einfach.** Diese Leute verdienen damit ihr Geld, sie machen den ganzen Tag nichts anderes als trainieren, essen und sich ausruhen. Zusätzlich haben diese Athleten unglaublich günstige genetische Anlagen und sie nehmen Steroide, Wachstumshormone oder andere Drogen. Mit Einsatz dieser Mittel können sie länger, öfter und härter trainieren und trotzdem erholen sich ihre Muskeln unglaublich schnell von der Belastung des Trainings.

Das Muskelwachstum ist somit bei ihnen nicht gefährdet. Sie haben die Möglichkeit, dem Körper die nötigen Nährstoffe und die nötige Zeit zur Regeneration zu geben. Bei einem durchschnittlichen Trainierenden, der seiner täglichen Arbeit nachgehen muss, um seinen Lebensunterhalt zu verdienen, würde dieser Schuss nach hinten losgehen. Er hätte nicht die nötige Zeit, um sich richtig zu erholen und seinen Körper permanent mit den extrem wichtigen Nährstoffen zu versorgen. Für alle normal sterblichen Natural-Athleten heißt es ganz klar: Weniger ist oft mehr! Muskeln kann man nicht von heute auf morgen aufbauen. Dieser Prozess benötigt Zeit, unter Umständen Monate oder sogar Jahre. Geduld, Disziplin und ein eiserner Wille sind der Schlüssel zum Erfolg.

1.9 Übertraining

Übertraining ist im Kraftsport ein weit verbreiteter Begriff, doch was bedeutet er überhaupt? Unter dem Begriff Übertraining versteht man einen Überlastungszustand des Organismus, um genau zu sein des vegetativen Nervensystems. Es gibt zwei verschiedene Arten des Übertrainings, das sympathische und das parasympathische. Das sympathische Übertraining ist das am meisten vorkommende Übertraining im Kraftsport, denn ausgelöst wird es durch kurze und intensive Belastungen.

Das parasympathische Übertraining kommt meist nur bei Ausdauersportlern vor. Hervorgerufen wird es durch längere Belastungen bei niedriger Intensität. Das Übertraining beschreibt einen gewissen Ermüdungszustand des Körpers, welcher sich durch normale Regeneration (*Erholung*) nicht mehr ausgleichen (*wiedergutmachen*) lässt. Ausgelöst wird es durch zu lang andauernde Trainingseinheiten mit zu hoher Intensität über einen längeren Zeitraum hinweg, und wenn das Verhältnis von Belastung und Erholung nicht mehr im Einklang steht.

Meist erkennt man das Übertraining an zwei typischen Symptomen: einem stagnierenden Leistungszustand und letztendlich an einem Leistungsabfall. Begleiterscheinungen des Übertrainings sind häufig Müdigkeit, Lustlosigkeit, Schlafstörungen, Antriebslosigkeit und Kopfschmerzen.

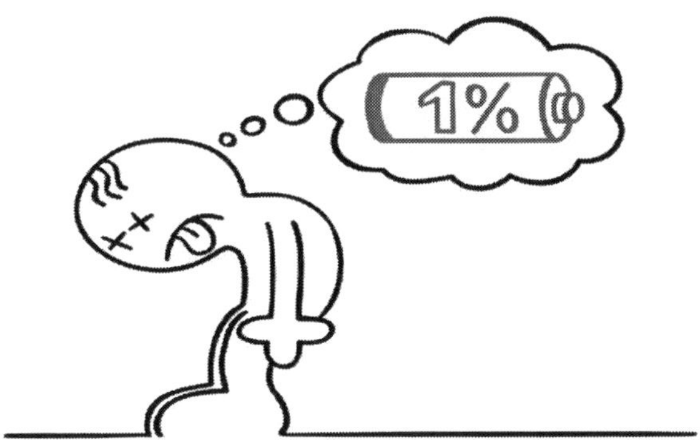

1.10 Das kannst du gegen Übertraining tun

Übertraining entsteht meist durch zu wenig Erholung und durch zu intensive Trainingseinheiten. Befindet man sich in einem Übertraining heißt es erst einmal: Trainingspause einlegen. Man muss dem Organismus, dem Körper und den Muskeln die nötige Erholung geben, ansonsten verschlimmert man den Zustand des Übertrainings noch. Sinnvoll sind, je nach Grad des Übertrainings, zwei bis fünf Wochen Pause.

In dieser Zeit heißt es ausruhen, ausruhen und ausruhen. Acht bis zehn Stunden Schlaf pro Tag sollten dem Köper die notwendige Ruhe und Erholung geben. Allerdings kann man ein leichtes Ausdauertraining *(zweimal die Woche)* machen, dies ist nicht nur gut für das Herz-Kreislauf-System, sondern es sorgt auch für eine bessere und schnellere Regeneration. Zudem ist es wichtig, den Körper mit hochwertigen Kalorien und Nährstoffen (*Eiweiß, Fette, Kohlenhydrate, Vitamine und Mineralstoffe*) zu versorgen. Das begünstigt die Regeneration und gibt wieder zusätzlich Energie.

Arbeitsstress oder private Probleme sollten auch weitestgehend vermieden werden, denn Stress wirkt sich negativ auf die Erholungsphase aus. Grundsätzlich sollte man in der Zeit der Trainingspause all das machen, was einem Spaß macht, so wird der „Heilungsprozess" des Übertrainings beschleunigt und man bekommt wieder eine gewisse Lebensfreude/Leistungsfähigkeit.

Auf den Sport für ein paar Wochen zu verzichten, mag für einige vielleicht sehr hart sein, aber glaube mir: Bei einem Übertraining muss eine Pause eingelegt werden.

Es gibt aber auch positive Nachrichten, denn es kann durchaus sein, dass du durch diese Trainingspause Muskeln aufbauen wirst. Ja, du hast richtig gelesen, denn der Körper, die Muskeln haben in der Trainingspause endlich die Chance, sich vollständig zu erholen, um dann wieder wachsen zu können.

1.11 Plateaus und Stagnationen überwinden – So geht's

Wenn ich regelmäßig zum Training gehe und die Muskeln immer schön beansprucht werden, dann wachsen diese auch!? Leider ist das nicht so einfach. Nach einiger Zeit haben sich die Muskeln an bestimmte Trainingsreize angepasst. Mit denselben Übungen, Wiederholungszahlen und den gleichen Gewichten hat man keinen Erfolg mehr, es wird alles zu einer gewissen Routine, dem Muskel wird im wahrsten Sinne des Wortes „langweilig" und der Muskelaufbau kommt zum Stillstand.

Diese Phase wird in der Fachsprache auch Plateau genannt. Man kommt nicht weiter und tritt auf der Stelle, nichts geht mehr vorwärts, die Erfolge bleiben aus. Das Schlüsselwort in diesem Fall heißt VERÄNDERUNG.

Der Muskel braucht Veränderung, ohne diese wird man von einem Plateau nicht wegkommen. Der Muskel braucht wieder neue Reize, er darf sich nicht an das Training gewöhnen. Alle Veränderungen rund um das Training, die Ernährung und die Regeneration – auch Veränderungen im Lebensstil (*kein Alkohol mehr oder Zigaretten oder Partys*) – können dazu führen, dass der Körper und die Muskeln wieder für Neues „offen" werden und man wieder Fortschritte macht.

Tipps zum Überwinden von Plateaus

- Verändere die Wiederholungszahlen, die Übungen oder das Trainingssystem. Trainiere für eine gewisse Zeit mit schweren und dann wieder mit leichten Gewichten.
- Baue Intensitätstechniken mit in dein Training ein – Supersätze, Dropsätze oder Teilwiederholungen eignen sich bestens für Veränderungen.
- Verändere die Pausenzeiten – kürze oder längere Pausen machen.
- Wechsle zwischen den Phasen Kraftausdauer, Hypertrophie und Maximalkraft. Weniger ist mehr – eine Woche Pause kann Wunder wirken.

- Der Muskel wächst nur in der Erholungsphase. Vermeide daher Übertraining und gib dem Körper genug Zeit, sich zu regenerieren.
- Motivation – Setze dir realistische Ziele, die du vielleicht schon nach kurzer Zeit erreichst. So siehst du Erfolge und bist motiviert weiterzumachen.

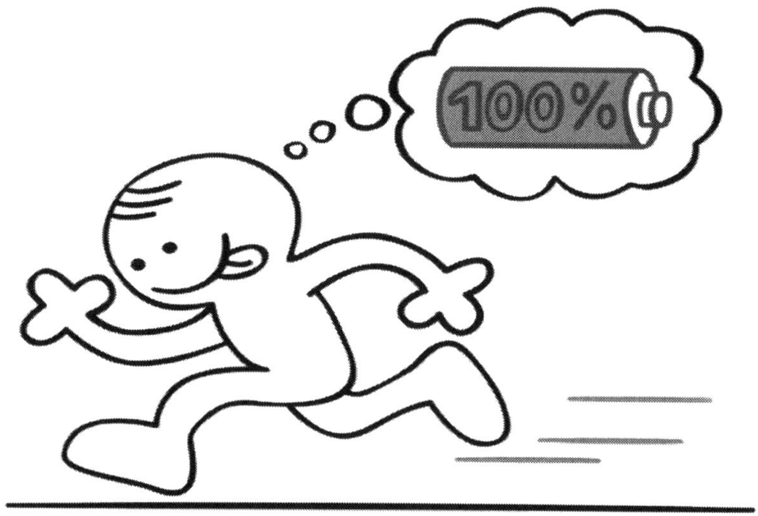

1.12 Mit Hilfe von Ausdauertraining Muskeln aufbauen?!

Ausdauersport kann beim Muskelaufbau helfen. Cardio (*Ausdauertraining*) führt also nicht zu Muskelabbau, solange genügend Kalorien zugeführt werden und man sich nicht in einem Kaloriendefizit befindet. Muskeln verliert man durch extreme Ernährungsformen und durch zu viel Training. Der Körper ist ein intelligentes System. Er wird seine Muskulatur nicht ohne Weiteres aufgeben, wenn man auf ihn hört. Dabei ist es wichtig, das Ausdauertraining nicht zu übertreiben.

Ein Ausdauertraining ein- bis maximal dreimal pro Woche ist nicht nur gut für die Gesundheit, sondern es kann sich durchaus auch positiv auf das Muskelwachstum auswirken. Muskelkater ist ein häufiger Begleiter, der etwa ein bis zwei Tage nach einem hochintensiven Krafttraining auftreten kann.

Ein 20 bis 30 minütiges Ausdauertraining verbessert die Blutzirkulation und damit die Nährstoffversorgung in den Muskeln, somit verkürzt sich die Regenerationszeit. Durch den höheren Sauerstoffgehalt im Blut werden die Nährstoffe besser zu den Muskelzellen transportiert. Cardiotraining kann dir helfen, beim Training mehr Ausdauer zu haben, intensiver zu trainieren und neue Grenzen zu überschreiten.

Ein Training sollte nicht länger als 30 bis 60 Minuten dauern. Kurze Pausen und komplexe Übungen sind der Schlüssel zum Erfolg. Der Kreislauf läuft also permanent auf Hochtouren und das hält man nur durch, wenn man über eine gute Ausdauer verfügt. Cardiotraining verbessert nachweislich nicht nur die Ausdauer (*Kondition*), auch das Herz-Kreislauf-System wird trainiert. Das Herz wird stärker und muss weniger arbeiten. Zudem wird das Immunsystem durch das Ausdauertraining gestärkt, was dazu führt, dass man nicht so schnell krank wird. Wer weniger krank ist, kann automatisch öfter zum Training gehen. Ausdauertraining kann den Muskelaufbau fördern, solange es nicht übertrieben wird und genügend Kalorien zugeführt werden.

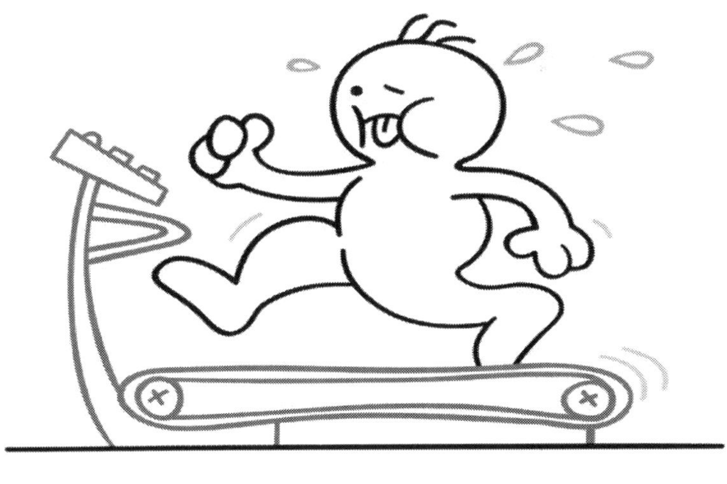

1.13 Training trotz Krankheit?

Trainiert man mit einer Erkältung oder sogar mit einer Grippe, spielt man mit seiner Gesundheit und dem Leben russisches Roulett. Wer nämlich mit Erkältungssymptomen trainiert, der kann eine Herzmuskelentzündung (*Myokarditis*) riskieren. Diese kann unter Umständen Jahre später einen plötzlichen Herztod verursachen.

Es fängt mit harmlosem Schnupfen an, bei dem eine verstopfte oder laufende Nase und Nasenjucken typisch sind. Dieser kann als Symptom einer Erkältung auftreten oder auf eine Allergie (*Heuschnupfen*) hindeuten. Wenn jemand Schnupfen hat, muss er also nicht automatisch auch erkältet sein. Die Erkältung wird nicht durch Kälte ausgelöst, sondern durch Viren oder Bakterien. Es handelt sich um eine Infektion der Atemwege.

Die Grippe weist oftmals ein ähnliches Krankheitsbild auf wie die Erkältung. Symptome wie Atemnot, Gliederschmerzen, Kopfschmerzen oder Fieber treten bei der Grippe viel häufiger und heftiger auf als bei einem grippalen Infekt.

Erhöht wird die Wahrscheinlichkeit einer Herzmuskelentzündung durch sportliche Betätigung, wie zum Beispiel intensivem Krafttraining oder anstrengenden Ausdauereinheiten, während der zuvor beschriebenen Krankheitsbildern. Denn erstens wird das Immunsystem durch die Belastung noch weiter geschwächt, und zweitens wird durch die körperliche Anstrengung mehr Blut zum Herzen gepumpt und die Wahrscheinlichkeit, dass Viren oder Bakterien sich dort festsetzen, steigt.

Wer mit einer Herzmuskelentzündung trainiert, kann an seinem Herzen bleibende Schäden verursachen. Auch ein plötzlicher Herztod, der oftmals erst Jahre später eintritt, kann unter Umständen die Folge sein! Wenn du krank bist, dann konzentriere dich auf deine Genesung und mach eine Trainingspause. Auch nachdem du wieder völlig gesund bist, solltest du noch einige Zeit abwarten, bevor du wieder Sport treibst und vorher einen Arzt konsultieren.

Das sind nur allgemeine Hinweise, die nicht zur Selbstdiagnose oder -behandlung herangezogen werden dürfen. Sie ersetzen unter keinen Umständen einen Arztbesuch. Im Zweifelsfall immer einen Arzt aufsuchen.

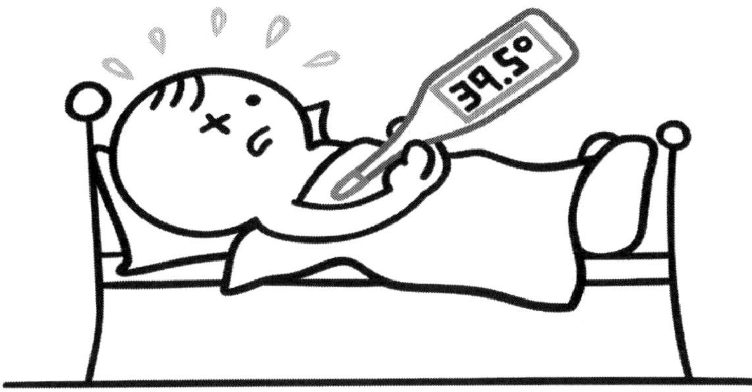

1.14 Mehr Schlaf – mehr Muskelwachstum?

Wir Menschen brauchen einen erholsamen Schlaf, er ist für unseren Organismus lebensnotwendig. In dieser Ruhephase tanken unser Körper und unser Geist neue Kräfte, zusätzlich werden die Eindrücke des Tages verarbeitet. Das Entscheidende für uns Kraftsportler ist jedoch, dass in dieser Regenerationsphase unsere Muskeln wachsen, denn in der Tiefschlafphase schüttet der Körper vermehrt Wachstumshormone aus. Die Kombination aus Erholung und Ausschüttung der Hormone bietet den Muskeln beste Voraussetzungen für ein gutes Wachstum. Ohne ausreichenden und erholsamen Schlaf kann man nicht effektiv Muskeln aufbauen beziehungsweise verschenkt man sehr viel Potenzial. Je besser die Muskeln sich erholen, desto mehr Leistung kann man beim Training von ihnen erwarten. Man hat mehr Kraft und kann somit härter trainieren.

Wie viel Schlaf brauche ich?

Wissenschaftliche Studien sagen, dass der Mensch zwischen sechs und acht Stunden Schlaf am Tag benötigt. Kraftsportler, Bodybuilder – alle, die intensiv trainieren –, benötigen allerdings mindestens acht Stunden Schlaf, damit sich der Körper und die Muskeln optimal erholen können. Schläft man nachts weniger als acht Stunden, ist es von Vorteil, wenn man zur Mittagszeit oder am Nachmittag für circa 30 Minuten ein kleines Schläfchen macht. Wissenschaftler fanden heraus, dass 30 Minuten die optimale Zeitdauer für so ein Schläfchen ist, denn kürzerer Schlaf bringt keine Erholung, längerer Schlaf bringt unsere innere Uhr durcheinander, man ist dann müder als vorher. Viele werden dieses Phänomen kennen.

Tipps für gesunden und erholsamen Schlaf und optimales Muskelwachstum

Nahrungsergänzungen nehmen, die das Einschlafen und die Regeneration fördern (*Melatonin oder Gabba, Casein-Eiweiß für die muskelaufbauenden Prozesse in der Nacht*). Vor dem Schlafengehen anregende Produkte wie Grün- oder Schwarztee, Koffein, Kaffee und so weiter meiden. Immer zur gleichen Uhrzeit ins Bett gehen. Der Körper gewöhnt sich an die Zeit, zu der man regelmäßig schlafen geht, und stellt sich darauf ein. Das sorgt für eine bessere Einschlafphase und einen guten und gesunden Schlafrhythmus.

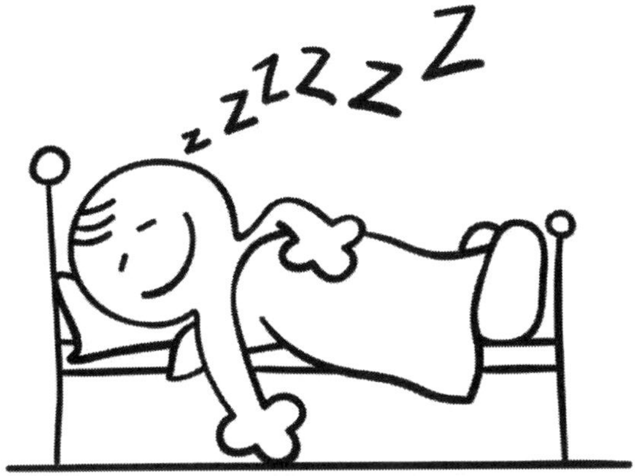

1.15 Abnehmen und gleichzeitig Muskeln aufbauen?

Leider kann man Fett nicht in Muskeln umwandeln. Die Energiebilanz ist und bleibt das entscheidende Kriterium im Hinblick auf die Veränderung der Zusammensetzung unseres Körpers. Man muss kein Experte sein, um verstehen zu können, dass eine Gewichtszunahme und eine Gewichtsabnahme nicht gleichzeitig durchführbar sind, beziehungsweise, warum man Fett nicht in Muskeln umwandeln kann, denn zum Abnehmen braucht es ein Kaloriendefizit und zum Zunehmen einen Kalorienüberschuss. Entscheidend ist, wie die Kalorienmenge am Ende eines Tages aussieht. Es macht daher wenig Sinn, die Kalorienaufnahme auf eine Mahlzeit beziehungsweise auf einen einzelnen Zeitpunkt während des Tages zu reduzieren.

Man muss die Energiebilanz immer auf den ganzen Tag sehen, besser gesagt: auf die ganze Woche, denn es bringt nichts, sich einen Tag an den Ernährungsplan zu halten und am nächsten schon wieder außer Plan zu essen.

Die oberste Priorität des menschlichen Körpers besteht darin zu überleben. Um zu überleben, muss jeder Mensch dafür sorgen, dass der persönliche Energiebedarf langfristig gedeckt wird. Wenn man das nicht tut und einem Kaloriendefizit ausgesetzt ist, muss der Organismus spezielle „Notmaßnahmen" ergreifen: den Verbrauch der körpereigenen Energiereserven (*Fettgewebe beziehungsweise Muskulatur*).

Werden über einen längeren Zeitraum zu wenige Kalorien zugeführt, muss der Körper auf diese Energiereserven zurückgreifen, Muskelaufbau ist in dieser Zeit nicht möglich. Zudem wird der Körper versuchen, das, was am meisten Energie verbraucht, loszuwerden und das ist die Muskulatur. Isst man genügend Eiweiß und trainiert regelmäßig, wird der Körper die Muskulatur weitestgehend behalten und auf die körpereigenen Fettreserven zurückgreifen. Man wird Fett abbauen und in dieser Zeit keine neue Muskulatur aufbauen!

Allerdings gibt es wenige Ausnahmen, bei denen man gleichzeitig Muskeln auf- und Fett abbauen kann, aber nur für einen gewissen Zeitraum, danach ist dies auch nicht mehr möglich.

Zum Beispiel:

Anfänger (*Trainingserfahrung weniger als sechs Monate*), welche noch nie mit Gewichten trainiert haben. (*Grund: extreme Anpassungsfähigkeit der Muskulatur*).

Personen, die sehr stark übergewichtig sind – BMI über 40. (*Grund: Durch die hohe Energiebereitstellung in Form des Fettgewebes*).

Trainierende, welche nach einer längeren Pause erneut mit dem Training beginnen. (*Grund: Die vom Training entwöhnte Muskulatur*).

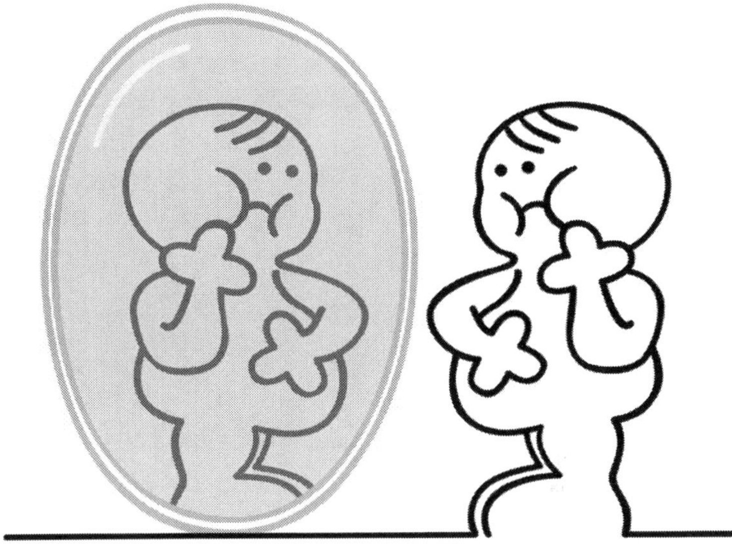

1.16 Muskeln aufbauen trotz Schichtdienst – So geht's

Alle Menschen möchten gesund, muskulös oder schlank sein, egal, welchen Beruf sie ausüben. Im Schichtdienst zu arbeiten muss dafür kein Ausschlusskriterium sein. Du kannst auch als Schichtarbeiter mit Wechselschichten super Masse aufbauen und im Studio genug Kraft für harte Trainingseinheiten haben. Eine langfristige Planung ist der Schlüssel zum Erfolg.

Folgende Punkte solltest du dafür einhalten:

1. Plane die Mahlzeiten schon im Voraus

Wer im Schichtdienst arbeitet und zum Beispiel mehrere Tage lang ungünstige Arbeitszeiten hat, kann nicht unbedingt jeden Tag einkaufen gehen, wenn etwas fehlt, beziehungsweise sich jeden Tag etwas kochen. Eine längerfristige Planung und das Vorkochen für mehrere Tage sind notwendig, um sich dauerhaft gesund zu ernähren und dem Körper die Nährstoffe zu geben, die er braucht, um Muskeln aufzubauen und Kraft zu haben.

Wer spontan Essen kauft, wird leichter in Versuchung geraten, Fastfood oder schnell zuzubereitende Fertiggerichte mit geringem Nährstoffgehalt beziehungsweise schlechten Zutaten zu sich zu nehmen. Hat man seine Mahlzeiten vorbereitet, vielleicht am Vortag vorgekocht, steht einer gesunden Ernährung nichts mehr im Weg. Man hat zu jeder Zeit das passende Essen zur Verfügung.

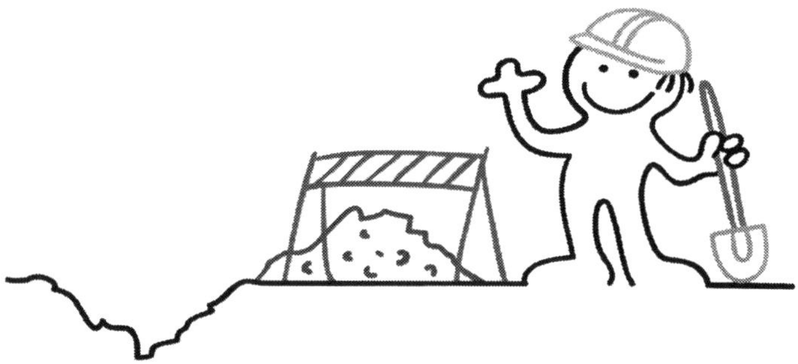

2. Plane die Trainings- und Schlafenszeiten (Ruhezeiten) möglichst effektiv und sinnvoll

Das Training: Für Menschen, die im Schichtdienst arbeiten, fällt eine Trainingseinheit nicht immer auf 16 oder 20 Uhr, sondern ist mal früh oder mal spät oder auch mal mitten am Tag oder mitten in der Nacht. Deshalb ist es nahezu unmöglich, eine über mehrere Monate konstante Uhrzeit für das Training festzulegen. Das ist aber alles überhaupt kein Problem, denn dem Muskel ist es egal, zu welcher Uhrzeit oder zu welcher Tageszeit er trainiert wird. Ganz egal, wie die Arbeitszeiten liegen, eine besonders sorgfältige Planung ist hier der Schlüssel zum Erfolg. Viele Fitness-Ketten bieten mittlerweile sehr großzügige Öffnungszeiten an, die auch Schichtdienstlern entgegenkommen. Entsprechend sollte man genügend Zeit einplanen und bereit sein, ein paar Kilometer zu fahren, um zum Sport gehen zu können, statt womöglich aufgrund sehr eingeschränkter Öffnungszeiten nicht trainieren zu können.

Der Schlaf: Wir Menschen brauchen einen erholsamen Schlaf, dieser ist für unseren Organismus und für unsere einzelnen Körperfunktionen lebensnotwendig. In dieser Ruhephase tanken unser Körper und unser Geist neue Kräfte, zusätzlich werden die Eindrücke des Tages verarbeitet. Das Entscheidende ist jedoch, dass in dieser Regenerationsphase unsere Muskeln wachsen. In der Tiefschlafphase schüttet der Körper vermehrt Wachstumshormone aus. Die Kombination aus Erholung und Ausschüttung der Hormone bietet den Muskeln beste Voraussetzungen für ein gutes Wachstum.

3. Nutze die passenden Supplements und habe sie immer verfügbar (Aminosäuren, Pre-Workout, Post-Workout)

Nachtschichten sind eine unnatürliche Belastung für den Körper. Insbesondere wenn Trainingseinheiten nach einer Spät- oder nach einer Nachtschicht stattfinden, wäre ein Pre-Workout-Booster (*mit Koffein, es geht auch Espresso oder Kaffee*) vor dem Training ein geeignetes Mittel, um die Übungen konzentriert und mit vollem Fokus anzugehen. Ein klassischer Post-Workout-Shake aus schnellen Eiweißbausteinen und schnell verfügbaren Kohlenhydraten ist ebenfalls sehr sinnvoll. Die durch das Training belasteten Muskeln können so besser regenerieren. Gerade Schichtarbeiter sollten dies berücksichtigen, da sie oftmals keine optimalen Regenerationszeiten haben (Schlafrhythmus).

1.17 Hemmt Fußball den Muskelaufbau?

Bei der Trainingsplanung wird man sich als aktiver Fitness-Fußballer schwertun, die Wochentage möglichst sinnvoll zu gestalten. Fußballtraining und Spiele finden meist an fixen Wochentagen statt, auf die man keinen Einfluss hat, also muss man das Krafttraining um sie herum planen. Für das Training des Oberkörpers entstehen keine großen Schwierigkeiten, da diese Muskelgruppen unabhängig vom Fußballtraining und unter

Umständen am selben Tag trainiert werden können. Speziell beim Beintraining wird es aber wieder sehr schwierig. Beintraining vor einem Spiel oder dem Fußballtraining ist schlecht, da es sowohl die Leistung mindert als auch die Regeneration und somit das Muskelwachstum negativ beeinflusst.

Bei mindestens 48 Stunden notwendiger Regeneration, zwei wöchentlichen Trainingseinheiten beim Fußball und einem Spiel pro Woche, wird es sehr schwierig, alles richtig zu planen. Eine Überlegung wäre, Beintraining außerhalb der Fußballsaison verstärkt in Angriff zu nehmen. Als gemischter Sportart mit langen, ausdauernden Läufen und kurzen, kraftvollen Sprints, muss man beim Fußball durchaus einen hohen Kalorienverbrauch ansetzen, den es in jedem Falle in die tägliche Kalorienbilanz aufzunehmen gilt. Auch wenn das Fußballspielen nur ein Hobby ist, spielt es für den Körper eine Rolle, wie viele Kalorien verbrannt werden. Sobald das Fußballtraining oder das Spiel am Wochenende für eine negative Energiebilanz sorgen, wird dies dazu führen, dass die wichtigste Voraussetzung für den Muskelaufbau nicht gegeben ist. Alle im Rahmen des Fußballspielens anfallenden Energieumsätze müssen in die tägliche Kalorienbilanz mitaufgenommen werden, um den Muskelaufbau nicht zu hemmen.

Gut geplant kann es sicher funktionieren, neben dem Krafttraining und dem Ziel Muskelaufbau, auch als Fußballer aktiv zu sein. Allerdings ist die Sportart Fußball nicht unbedingt förderlich für den Muskelaufbau. Die Regeneration leidet unter Umständen darunter, es muss mehr gegessen werden, da durch das Fußballspielen viele Kalorien verbrannt werden. Man wird als aktiver Fußballspieler, der das Ziel hat, Muskeln aufzubauen, dies auch bis zu einem gewissen Maß erreichen. Allerdings sind diejenigen, die nur zum Krafttraining gehen, immer einen Schritt voraus und haben es leichter Muskeln aufzubauen. Wer richtige Muskelberge aufbauen will, muss sich früher oder später für eine der beiden Sportarten entscheiden.

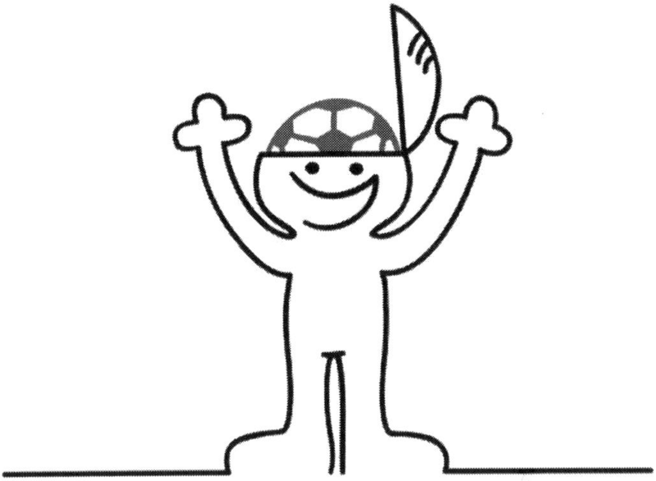

1.18 Alkohol – Freund oder Feind?

Ab und an mal ein Glas Sekt oder Wein zu trinken ist okay, übertreibt man es allerdings mit der Zufuhr von Alkohol, dann kann dieser ganz schnell schädlich für unseren Organismus werden. Alkohol sollte man daher unbedingt meiden, wenn man sein Ziel schnell erreichen will, egal, ob man Muskeln aufbauen oder Fett abbauen will.

Durch den Konsum von Alkohol wird der sportliche Fortschritt stark eingeschränkt, wenn nicht sogar komplett zum Stillstand gebracht, da der Körper lange mit dem Abbau von Alkohol beschäftigt ist und in dieser Zeit keine muskelaufbauenden Prozesse ablaufen können. Unser Körper und unser Stoffwechsel haben nur noch damit zu kämpfen, den Alkohol aus dem Körper zu schleusen, um eine Vergiftung zu verhindern. Der Stoffwechsel wird dabei so verlangsamt, dass in dieser Zeit keine Fettverbrennung stattfindet.

Die Regenerationsfähigkeit des Körper wird erheblich eingeschränkt, weil die Leber den Köper entgiften muss und diese im Kohlenhydrat- und Eiweißstoffwechsel eine sehr große Rolle spielt (*andere Prozesse werden somit hinten angestellt und die Regeneration auf Eis gelegt*). Alkohol wirkt zudem entwässernd, was die Nährstoffversorgung der Muskelzellen zusätzlich erschwert und den Abtransport von Schadstoffen verhindert. Zusätzlich muss mehr Flüssigkeit getrunken werden, um den Nährstofftransport zu den Muskelzellen zu gewährleisten.

Wenn du Alkohol in Maßen trinkst, schadet das deinem Körper nicht. Allerdings kann es zu einem Leistungsabfall im Training kommen, die Fettverbrennung auf Eis legen und die muskelaufbauenden Prozesse stark einschränken, wenn zu viel Alkohol konsumiert wird. Willst du dein Ziel schnell erreichen, dann rate ich dir, die Finger vom Alkohol zu lassen!

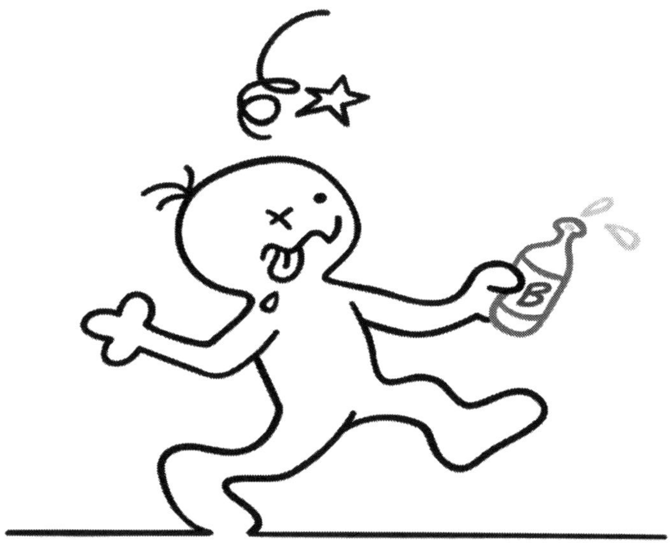

2. Trainingslehre

2.1. So solltest du mit dem Training beginnen

Für Trainingsneulinge – für all diejenigen, die zum ersten Mal trainieren, Eisen spüren wollen – ist es ratsam, mit einem leichten Ganzkörpertraining anzufangen, das zweimal pro Woche absolviert wird. Der Körper, die Muskeln, Gelenke, Bänder und Sehnen haben somit genügend Zeit, sich an das Training anzupassen und sich vom anstrengenden, intensiven Training wieder zu erholen. Ebenso ist zu beachten, dass vor dem Training ein Aufwärmprogramm absolviert wird, um Zerrungen und anderen Verletzungen vorzubeugen.

Daher ist es empfehlenswert, vor dem Krafttraining ein allgemeines Aufwärmen von circa zehn Minuten auf dem Crosstrainer, Laufband oder Ergometer zu machen. Es sollte vorwiegend an Maschinen trainiert werden, da diese den richtigen Bewegungsablauf unterstützen und das Verletzungsrisiko verringern.

Nach einiger Zeit (*circa 12 bis 15 Wochen*) kann man die Trainingseinheiten auf dreimal pro Woche erhöhen. Man sollte weitere sechs Monate ein Ganzkörpertraining an Geräten absolvieren und freie Übungen noch meiden, da diese koordinativ sehr anspruchsvoll sind, eine Menge Trainingserfahrung voraussetzen und ein erhöhtes Verletzungsrisiko bergen.

Freie Übungen oder freie Gewichte sollte man erst nach circa einem Jahr Trainingserfahrung einsetzen. Erst wenn man seinen Körper kennt, die Übungsausführung an den Maschinen verinnerlicht hat und der Körper (*Sehnen, Bänder, Gelenke*) und die Muskeln sich an das Training und die Belastung gewöhnt haben, ist es sinnvoll, mit freien Übungen, sprich mit freien Gewichten, anzufangen.

2.2. Die richtige Trainingsgestaltung für einen Anfänger

Es gibt viele verschiedene Faktoren, auf die ein Trainingsanfänger bei der Erstellung eines Trainingsplans achten sollte. Ein Trainingsplan sollte immer individuell auf die eigenen Bedürfnisse und Ziele abgestimmt sein. Ein Trainingsplan für Anfänger sollte einfach aufgebaut sein. Ein Ganzkörpertraining – bestehend aus vier bis sechs Grundübungen wie Bankdrücken an der Maschine, Latziehen, Rudern an der Maschine und zwei bis drei Trainingseinheiten die Woche – ist ideal. Das Training sollte vom Volumen und der Intensität her eher niedrig gehalten werden.

Das Training sollte nicht länger als 30 bis 45 Minuten dauern. Es sollte bevorzugt an Maschinen trainiert werden, da diese Anfängern ein Gefühl der Sicherheit vermitteln. Zudem sorgen richtig eingestellte Maschinen für die korrekte Bewegungsausführung der einzelnen Wiederholungen. Freie Übungen mit Kurz- und Langhanteln sollten in einem Trainingsplan für Anfänger noch nicht enthalten sein. Diese erfordern Grundkenntnisse und ein gewisses Verständnis vom eigenen Körper und dem Ablauf der Übungen. Zudem sind freie Übungen sehr anspruchsvoll und sollten deshalb von Trainingsanfängern gemieden werden.

2.3. So baust du zu Hause Muskeln auf

Ein Krafttraining zu Hause kann genauso wirkungsvoll sein wie eines im Fitnessstudio. Mit der richtigen Ausrüstung kann man die gleichen Effekte erzielen; dem Muskel ist es egal, ob man zu Hause oder im Studio trainiert. Anfangs können Übungen mit dem eigenen Körpergewicht sichtbare Erfolge bringen, allerdings stößt man bei diesen Übungen schnell an Grenzen. Spätestens jetzt sollte man sich eine gewisse Ausrüstung für zu Hause zulegen.

Eine verstellbare Flachbank, Gewichtsscheiben in verschiedenen Größen, ein paar verstellbare Kurzhanteln, eine Langhantel und gegebenenfalls eine Klimmzugstange sind völlig ausreichend. Mit Kurz- und Langhanteln kann man alle Muskelgruppen trainieren und somit das Muskelwachstum bestens stimulieren.

Da zu Hause normalerweise keine Maschinen zur Verfügung stehen, sollte der Trainingsplan aus freien Grund- und Isolationsübungen wie **Bankdrücken, Kreuzheben, Überzügen, Langhantelschulterdrücken, Klimmzügen und so weiter bestehen**.

Übungen mit freien Gewichten lassen einen großen Handlungsspielraum zu. Man hat sehr viele Möglichkeiten, seine Muskeln bis zum Maximum zu trainieren. Freie Grund- und Isolationsübungen sind ein Muss für alle, die zu Hause Muskeln aufbauen wollen.

2.4. Das richtige Trainingsequipment

Grundsätzlich lässt sich sagen, dass Trainingsequipment nur für Fortgeschrittene, also alle, die bereits länger als eineinhalb bis zwei Jahre trainieren, sinnvoll ist. Mit entsprechendem Trainingsequipment lassen sich bereits erreichte Leistungen verbessern, man wird Fortschritte machen, wenn man es gezielt nutzt und im Alltag nicht zu häufig einsetzt.

Ansonsten kann das Trainingsequipment die vorhandene Leistung unter Umständen verschlechtern, denn durch die ständige Verwendung eines Gewichthebergürtels oder von Zughilfen, wird sich die Stützmuskulatur extrem verschlechtern beziehungsweise die Griffkraft wird eklatant nachlassen. Eine Ausnahme bilden hier jedoch Trainingshandschuhe ohne Stützfunktion, diese sind für Anfänger sehr gut geeignet.

Trainingsgürtel oder Gewichtheber-Gürtel

Es gibt nur zwei Szenarien, in denen das Tragen eines Gürtels sinnvoll ist. Erstens: Bei Wettkämpfen, sprich beim Strongman, oder beim olympischen Gewichtheben. Zweitens: Bei

Trainingssätzen mit extrem hoher Belastung. Wenn du bei Kniebeugen oder beim Kreuzheben zum Beispiel mit einem Gewicht arbeitest, dann kannst du dich mit einem Gürtel absichern. Man sollte den Gürtel nach dem schweren Satz wieder ausziehen und ohne Gürtel weiter trainieren, ansonsten leidet die Stützmuskulatur darunter und diese wird schwächer statt stärker.

Handschuhe oder Magnesia/Magnesium

Die Griffstärke ist entscheidend im Krafttraining, besonders wenn mit freien Gewichten trainiert wird. Trainingshandschuhe oder Magnesia können die Griffstärke verbessern, besonders, wenn man an den Händen stark schwitzt oder feuchte Hände hat. Schwielen- und Hornhautbildung an den Händen wird eingedämmt beziehungsweise wird durch das Tragen der Handschuhe weitestgehend verhindert.

Dips-Gürtel beziehungsweise Klimmzug-Gürtel

Wenn man ordentlich trainiert, kommt man recht schnell an einen Punkt, an dem Klimmzüge und Dips mit dem eigenen Gewicht nicht mehr ausreichen. Dann ist es an der Zeit, das Trainingsgewicht zu erhöhen, indem man seinen Körper zusätzlich mit Gewichten beschwert. Hierfür eignen sich die Gürtel bestens.

Zughilfen

Alle, die Muskeln und Kraft aufbauen wollen, profitieren von Zughilfen. Denn durch Zughilfen kann man mehr Gewicht bewegen, ohne dass der Handgriff gleich aufgeht. Allerdings sollten die Zughilfen nur bei maximalen Belastungen eingesetzt werden, also wenn man damit rechnet, dass die Griffkraft nicht mehr ausreicht und die Hände aufgehen. Das beste Beispiel hierfür ist das Kreuzheben. Wenn man einen Maximalkraft-Satz zum Schluss macht, dann kann man Zughilfen einsetzen, das heißt, wenn einem die Hände aufgehen und man aber eigentlich noch ein oder zwei

Wiederholungen mehr machen könnte. Sobald die Gewichte wieder leichter werden, sollte man die Zughilfen wieder abmachen.

2.5. Trainingsplan wechseln – Warum, weshalb?

Warum muss ich meinen Trainingsplan überhaupt wechseln? Nun, die Muskeln gewöhnen sich schnell an eine Belastung, im Schnitt dauert dies je nach Art des Trainings sechs bis zehn Wochen. Aus diesem Grund müssen wir die Muskeln immer wieder mit neuen Reizen belasten, denn nur wenn der Muskel unter einer ungewohnten Belastung trainiert wird, kann dieser stärker oder größer werden. Der Körper profitiert von einer solchen Abwechslung, genauso wie wir selber geistig davon profitieren, wenn uns ein veränderter Trainingsplan neu motiviert. Wer immer und immer wieder die gleiche Aktivität ausführt, dem wird nach einer gewissen Zeit langweilig, er verliert unter Umständen die Lust und Motivation, konsequent am Ball zu bleiben. Ebenso wird dem Körper und seiner Muskulatur das Training irgendwann langweilig, wenn man es nicht verändert. Durch den Wechsel zwischen verschiedenen Krafttrainingsarten (*Kraftausdauer, Hypertrophie, Maximalkraft*) im Rahmen einer Periodisierung, trainiert man den Körper jedes Mal durch eine neuartige Belastung, an die er nicht mehr gewöhnt ist oder sogar noch nie gewöhnt war. Der Körper reagiert und will sich der neuen Belastung anpassen, der Muskel wird stärker, größer oder ausdauernder. Genauso gut kann man den Muskel mit wechselnden Übungen, Wiederholungseinheiten oder verschiedenen Intensitätstechniken neu reizen. Solange ein Trainingsplan funktioniert, sollte dieser nicht groß verändert werden.

Wenn du stärker wirst, beziehungsweise noch sichtlich Muskeln aufbaust oder Gewicht abnimmst, macht es keinen Sinn, den Trainingsplan zu verändern oder gar das System zu wechseln. Es ist aber ratsam, den Trainingsplan alle acht bis zehn Wochen leicht abzuändern beziehungsweise komplett zu wechseln, um Anpassungserscheinungen und Stagnationen entgegenzuwirken.

2.6. Das Training richtig timen

Die beste Zeit fürs Training richtet sich nach den privaten Umständen und natürlich nach den Arbeitszeiten. Jeder muss hier seinen eigenen Rhythmus finden, beziehungsweise hat ihn schon gefunden. Keiner kann es sich erlauben, den Arbeitsplatz einfach zu verlassen, um zum Sport zu gehen, weil theoretisch gerade der beste Zeitpunkt fürs Training wäre. Bei den heutigen Arbeitszeiten kommen unser Biorhythmus und unsere innere Uhr durcheinander, das heißt, wir müssen das Training an unseren Tagesablauf anpassen.

Die individuelle Leistungskurve ist eine Frage der Gewohnheit und der Gene. Unsere Leistungsfähigkeit schwankt beim Sport genauso wie bei der Arbeit. Das körpereigene Stresshormon Cortisol lässt uns morgens und vormittags besonders konzentriert sein. Je weiter der Tag fortschreitet, desto mehr sinkt der Cortisolspiegel. Es gibt durchaus Menschen, die sich über die Jahre einen eigenen Rhythmus angewöhnt haben. Sie sind zum Beispiel Frühsportler und lieben das Training am Morgen, andere wiederum kommen morgens kaum aus dem Bett und sind abends beim Training fit. Laut wissenschaftlichen Studien ist die beste Zeit fürs Krafttraining zwischen 16 und 19 Uhr. Hierfür gibt es zwei einfache Gründe: Unsere Körperfunktionen laufen zu dieser Tageszeit auf Hochtouren, der Körper ist somit voll leistungsfähig – Puls, Muskelkraft und Geschicklichkeit befinden sich auf dem Tageshoch.

Um circa 21 Uhr geht es dann mit der Leistungsfähigkeit bei den meisten Menschen wieder bergab. Das Herz-Kreislauf-System wird heruntergefahren, unser Organismus schaltet jetzt auf den Ruhe- und Erholungsmodus um. Wer Ausdauer trainieren möchte, sollte dies daher immer frühmorgens tun, da morgens unter anderem mehr rote Blutkörperchen durch unsere Adern fließen. Dies ist ideal für intensive Ausdauereinheiten, da mehr rote Blutkörperchen mehr Sauerstoff transportieren können und davon benötigt unser Körper bei langen Ausdauereinheiten viel.

Richtet man den Fokus auf das Krafttraining, dann ist die beste Zeit dafür zwischen 16 und 19 Uhr. Der Spiegel des muskelabbauenden Stresshormons Cortisol sinkt zu dieser Tageszeit und macht dem muskelaufbauenden Hormon Testosteron Platz. Nichtsdestotrotz lässt sich um jede Uhrzeit Muskulatur aufbauen. Wichtig ist, dass man sich beim Training fit und wohlfühlt, ganz egal, ob dieses morgens oder abends stattfindet.

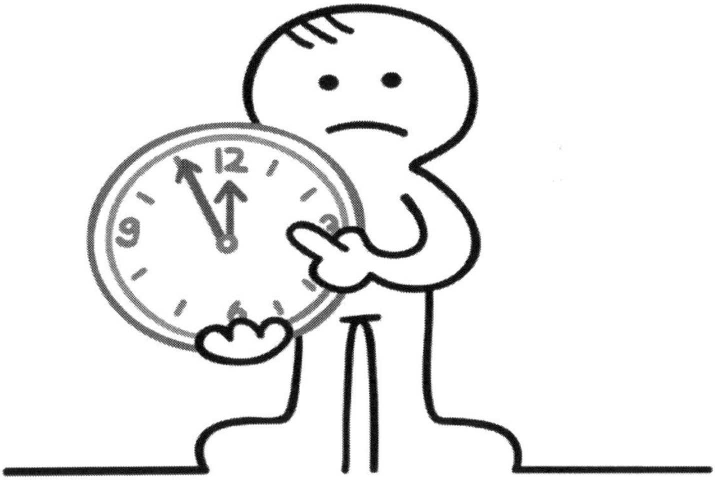

2.7. Wie viele Trainingseinheiten sind okay?

Grundsätzlich sind in der Regel nicht mehr als drei Trainingseinheiten wöchentlich nötig, um Muskeln aufzubauen beziehungsweise Körperfett zu verbrennen. Je nach Ziel und Trainingserfahrung der Person, kann das Pensum auf vier oder sogar fünf Trainingseinheiten pro Woche erhöht werden. Der Körper benötigt zum Muskelwachstum als Erstes einen Trainingsreiz, danach braucht er gute Nährstoffe, sprich eine gesunde und ausgewogene Ernährung.

Als Nächstes benötigt der Muskel Erholung, beziehungsweise eine ausreichende Regenerationszeit von mindestens 48 Stunden. Drei Trainingseinheiten die Woche erfüllen alle oben beschriebenen Parameter, um erfolgreich zu sein. Man kann einen entsprechenden Reiz setzen und man hat genügend Zeit, sich zwischen den einzelnen Trainingseinheiten zu erholen.

Damit das Training zu Muskelwachstum führt, ist nicht nur die Anzahl der Trainingstage ausschlaggebend, sondern auch die Ernährungsweise und eine ausreichende Regeneration. Nur wenn Training und Erholung im Gleichgewicht stehen, ist es möglich Muskeln aufzubauen.

Intensives Training vier bis fünf Mal pro Woche mit vielen Grundübungen beschränkt auf circa 60 bis 90 Minuten Zeitdauer erfordert eine gute Nährstoffversorgung (*Ernährung*) und eine ausreichende Erholung. Wenn die Regenerationsphasen über einen längeren Zeitraum missachtet werden, führt dies sehr schnell ins Übertraining. Dieses Übertraining kann dann zu einer Stagnation führen und sogar einen Rückgang der Muskelmasse verursachen!

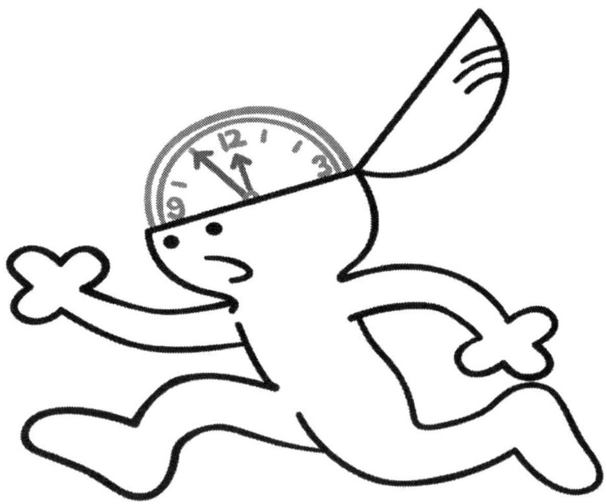

2.8. Das Trainingstagebuch

Es ist durchaus sinnvoll, ein Trainingstagebuch zu führen. Wenn alle Trainingseinheiten schriftlich dokumentiert werden, kann man diese gezielt beobachten und auswerten. Man kann deutlich sehen, wie man sich entwickelt, ob man sich verbessert oder gar verschlechtert hat. Wer vier bis fünf Mal pro Woche zum Training geht, wird meist nicht mehr wissen, wie viel Kilo an Gewichten er in der vergangenen Woche benutzt hat.

Wie soll man seine Leistung verbessern, wie soll man sich steigern, wenn man nicht weiß, wie lange die Pausen waren, wie viele Wiederholungen man geschafft oder wie viel Gewicht man bewegt hat?

Im Hinblick darauf, dass man seine Gewichte oder die Anzahl der Wiederholungen stets steigern möchte, ist ein Trainingstagebuch unabdingbar. Dasselbe gilt auch beim Laufen oder Radfahren. Kaum einer wird wissen, wie viele Kilometer er in welcher Zeit gelaufen ist oder wie viele Kilometer es in einem Monat waren. Nur durch das Führen eines Trainingstagebuchs ist dies nachvollziehbar. Steigerungen, egal ob beim Krafttraining, beim Laufen oder beim Radfahren, sollten immer möglich sein. Wenn man merkt, dass nichts mehr vorangeht und man seine Leistungen sogar verschlechtert hat, sollte man schleunigst etwas ändern.

Mit der Dokumentation in einem Trainingstagebuch kannst du dir diesen Prozess sehr schnell veranschaulichen und Änderungen in deinem Trainingssystem vornehmen.

Das Trainingstagebuch ist außerdem eine super Motivationshilfe. Kannst du beispielsweise sehen, dass du dich stetig steigerst und weitere Steigerungen möglich sind, fällt es dir auf Dauer leichter, zum Training zu gehen und motiviert zu bleiben. Das alles kann sich natürlich auch nur in deinem Kopf abspielen, hast du den Prozess aber schwarz auf weiß auf Papier vor dir, fällt es dir leichter, an Deine Fortschritte zu glauben.

Zudem wirst du stolz sein, wenn du zuschauen kannst, wie du von Training zu Training besser wirst, sehen kannst, wo du mal warst und wo du aktuell stehst!

In einem Trainingstagebuch sollte man folgende Dinge festhalten: das Datum, die Art des Trainings, die Übungen, die Zahl der Sätze und einzelnen Wiederholungen, das Trainingsgewicht, die Pausenzeiten und die Länge des Trainings. Zusätzlich kann man einmal die Woche sein Körpergewicht notieren und alle vier Wochen Körperumfänge messen und festhalten. So erhält man eine sehr aussagekräftige Dokumentation und man weiß über sich und seine Entwicklung immer bestens Bescheid.

2.9. Trainingskraft steigern – So geht's

Wer im Training regelmäßig seine Kraft steigern kann, wird auch langfristig erfolgreich sein. Wer seine Kraft steigern möchte, muss unweigerlich auch hart trainieren, sogenannte Maximalkraftphasen miteinplanen. Drei bis sechs Wiederholungen eignen sich hierfür am besten. Auf Grund der Kombination aus schweren Gewichten und wenigen Wiederholungen kommt es bei dieser Trainingsmethodik sowohl zu einer Kraftsteigerung als auch zu einem Dickenwachstum der einzelnen Muskelfasern. Zusammen mit der ILB-Methode kann man so langfristig seine Kraft steigern.

Durchführung der ILB-Methode:

- **Schritt 1: Festlegung der Trainingsmethodik** – Maximalkraft *(drei bis sechs Wiederholungen)*
- **Schritt 2: Allgemeines Aufwärmen, spezielles Aufwärmen** – Erster Testsatz mit der geforderten Wiederholungszahl (*maximal drei Testsätze, sonst wird das Ergebnis verfälscht*)
- **Schritt 3: Umsetzung** des Testergebnisses im Trainingsplan (*Auswahl der Trainingsintensität*)

Leistungsstufe	Trainingserfahrung in Monaten	Intensität (in % ILB)
Orientierungsstufe	0-1,5	gering
Beginner	1,5- 6	50-70
Geübter	6-12	60-80
Fortgeschrittener	>12	70-90
Leistungstrainierender	>36	80-100

Beispiel:

Steht im Trainingsplan: Bankdrücken fünf Wiederholungen, dann versuchst du innerhalb der Testwoche mit maximal drei Sätzen das optimale Gewicht zu finden, um fünf saubere Wiederholungen zu schaffen.

Nehmen wir an, dass du beispielsweise mit 100 Kilo fünf saubere Wiederholungen geschafft hast und keine saubere Wiederholung mehr gegangen wäre, notierst du dir das sofort in deinem Trainingsplan. Das in der Testwoche umgesetzte Gewicht entspricht 100 Prozent deiner Kraft im Sinne der ILB-Methode.

Jetzt musst du dir anhand der Tabelle und deiner Erfahrung deinen Intensitätsbereich auswählen. Nehmen wir an, du trainierst bereits länger als 12, aber nicht länger als 36 Monate, dann bist du also „Fortgeschrittener". Rechts daneben siehst du den Kasten „Intensität (*in % ILB*). Dort steht die Zahl 70 bis 90%. Das bedeutet, dass du deine Trainingswoche mit 70% deiner Leistungsfähigkeit beginnst.

Wir gehen von den 100 kg Bankdrücken aus, was deinen 100 % entspricht. Wir beginnen stets mit der niedrigen Zahl, also in diesem Fall mit 70% (*laut Tabelle*). Das bedeutet, du trainierst in der ersten Woche mit 70 kg und absolvierst die fünf Wiederholungen. Mit jeder weiteren Woche nehmen Intensität und Trainingsgewicht zu. Anfangs wirst du das Gewicht locker schaffen, aber keine Angst: Das Gute daran ist, dass du trotzdem im überschwelligen Reiz arbeitest und die Muskeln sich schnell wieder erholen können. Du kannst somit öfters trainieren.

Ist der Trainingsplan abgeschlossen, beginnst du von neuem. Du wirst sehen, dass du jetzt mehr Kraft hast und somit mit einem höheren Ausgangsgewicht anfangen kannst. Diese Trainingsmethode ist vom Gesichtspunkt der „Effektivität“ her besonders wirkungsvoll. Du kannst deine Kraft steigern und wirst auch an Gewicht, sprich Muskulatur zunehmen.

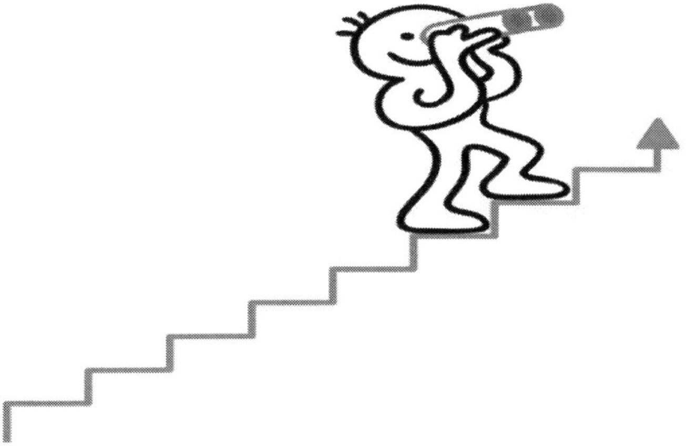

2.10. Unterentwickelte Muskeln richtig trainieren

Ein gewisser Unterschied zwischen den einzelnen Muskeln unserer Körperhälften ist völlig normal, es sind nie beide Seiten gleich ausgebildet. Man sollte immer darauf hinarbeiten, dass beide Körperseiten symmetrisch aussehen, denn ein muskuläres Ungleichgewicht kann nicht nur unsere Leistungsfähigkeit beeinträchtigen, sondern die Muskeln für Verletzungen und Verschleiß anfälliger machen. Dies könnte sich im schlimmsten Fall in schmerzhaften Muskelverspannungen, Überlastung des Sehnen- und Bandapparates, sowie Abnutzung der Gelenkknorpel äußern.

Besteht ein ungleiches Verhältnis zwischen den einzelnen Muskeln, muss unbedingt an Ausführung und Technik des Trainings gearbeitet werden. Sogenannte unterentwickelte Muskeln oder Dysbalancen (*ungleichmäßige Muskelentwicklung*) entstehen meist, wenn Übungen gemacht werden, bei denen der stärkere Muskel die Arbeit des schwächeren Muskels übernimmt. Bizeps-Langhantelcurls wären zum Beispiel eine Übung, in der der stärkere Arm mehr Arbeit verrichtet als der schwächere. Der schwächere Arm bewegt weniger Gewicht und der stärkere Arm bewegt mehr Gewicht, die Langhantel wird ungleich nach oben bewegt. Man muss sich bei jeder einzelnen Wiederholung darauf konzentrieren, das Gewicht gleichmäßig mit beiden Muskelpaaren zu bewegen.

Oftmals hilft es, wenn man weniger Gewicht nimmt und die Übung wirklich ordentlich und korrekt ausführt, sich voll und ganz auf den Zielmuskel konzentriert. Am besten ist es aber, alle Übungen zu vermeiden, in denen die Muskeln nicht isoliert (*unabhängig*) voneinander trainiert werden. Hierzu lässt man beispielsweise alle Langhantelübungen weg und macht stattdessen Kurzhantelübungen. So wird garantiert, dass jeder Muskel das gleiche Gewicht bewegt. Maschinen, die nicht unabhängig *(isolateral)* voneinander gehen, sollten weitestgehend vermieden werden. Am besten geeignet sind Maschinen mit Iso-Lateral-Technologie. Hier besteht die Möglichkeit, beide Arme oder Beine gleichzeitig, unabhängig voneinander, abwechselnd oder mit unterschiedlichen Gewichten zu bewegen.

Hat man solche Maschinen nicht zur Verfügung, kann man selbstverständlich auch einseitig trainieren, was aber unter Umständen viel Zeit in Anspruch nehmen kann (*erst die eine Seite, dann die andere*). So können beide Muskeln (*Körperseiten*) gleichmäßig austrainiert werden, ohne dass ein Muskel mehr macht als der andere. Mit diesen Beispielen kann man Dysbalancen in den Griff bekommen und ihnen auch vorbeugen.

2.11. Warum es wichtig ist, sich richtig aufzuwärmen

Warum soll ich mich eigentlich vor dem Krafttraining aufwärmen, macht das überhaupt Sinn oder kostet es nur unnötig Zeit und verschwendet wertvolle Energie, die ich unter Umständen für das eigentliche Training nutzen könnte?

Aufwärmen macht durchaus Sinn, denn das Training wird dadurch effektiver. Durch das allgemeine Aufwärmen gewinnen die Muskeln an Elastizität, die neuromuskulären und geistigen Leistungen verbessern sich, und der Stoffwechselwird angeregt. Zudem steigt die Sauerstoffausnutzung um circa 300 Prozent, die Durchblutung der Muskulatur sogar um 400 Prozent, und auch Koordinationsfähigkeit und Beweglichkeit verbessern sich erheblich.

Beim speziellen Aufwärmen an Kraftmaschinen oder freien Gewichten wird der Körper beziehungsweise der Muskel optimal auf die bevorstehende Belastung vorbereitet. Beim Krafttraining wärmt man sich mit verhältnismäßig kleinen Gewichten gezielt auf.

Der Sehnen-, Band- und Gelenkapparat sowie die Muskulatur des Körpers gewöhnen sich an den Bewegungsablauf und werden somit gut auf die spätere Belastung vorbereitet. Die Knorpel werden mit Gelenkschmiere versorgt und saugen sich wie ein Schwamm damit voll (*dieser Vorgang wird Knorpelhypertrophie genannt und gewährleistet einen besseren Verletzungsschutz*). Die Kontraktions- und Dehnfähigkeit der Muskeln steigt an. Durch das allgemeine und spezielle Aufwärmen wird das Verletzungsrisiko minimiert.

Wie man sehen kann, macht es durchaus Sinn, sich vor dem Training ordentlich aufzuwärmen.

2.12. Die korrekte und saubere Ausführung

Die korrekte und saubere Ausführung jeder einzelnen Wiederholung ist sehr wichtig für den Muskelaufbau. Eine gute Technik ist die Basis, um mit immer höheren Gewichten trainieren zu können, ohne sich dabei zu verletzen. Mit einer unsauberen Ausführung der Übungen geht man ein gesundheitliches Risiko ein. Jedem dürfte klar sein, dass, wenn man nicht mehr trainieren kann, man sich auch nicht verbessern und auf Dauer keine Muskeln aufbauen kann.

Gerade Trainingsanfänger, die auf eigene Faust mit dem Training beginnen, machen häufig den Fehler, viel zu viel Gewicht aufzulegen. Oftmals spielt hier das eigene Ego eine große Rolle. Mit einer guten Technik, die die Zielmuskulatur wirksam reizt und optimal belastet, kommt ganz automatisch ein immer höheres Trainingsgewicht zustande, was wiederum die Kraft steigert und letztendlich den Muskelaufbau fördert. Eine korrekte Ausführung der Übungen ist Grundvoraussetzung für ein effektives und gesundes Training.

Man kann sagen: Wer beispielsweise mit 50 kg korrekt und sauber trainiert und jede einzelne Muskelfaser kontrahiert, trainiert unter Umständen effektiver als jemand, der mit 100 kg trainiert und abfälscht, was das Zeug hält. Das Gewicht ist uninteressant, es kommt vielmehr auf die richtige Ausführung der Übungen an.

Folgeschäden unsauberer Übungsausführung:

Gelenke, Sehnen und Bänder leiden unter einer unsauberen Übungsausführung, das Verletzungsrisiko steigt um ein Vielfaches. Folgeschäden wie Entzündungen, Bandscheibenvorfälle, Hexenschuss, angerissene oder abgerissene Sehnen oder sogar Gelenkschädigungen (*Schultergelenk, Kniegelenk, Ellenbogengelenk*) sind die Folgen. Durch eine unsaubere Übungsausführung oder eine falsche Belastung können auch Muskeln an- beziehungsweise abreißen. Daher ist es von großer Bedeutung, korrekt und sauber zu trainieren, um langfristig gesund zu bleiben.

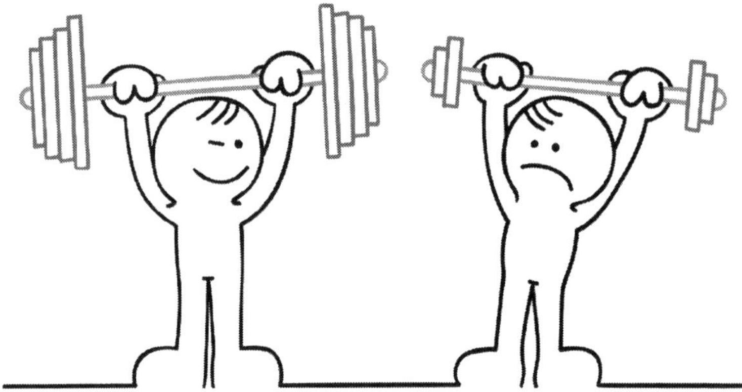

2.13. Steigere deine Griffkraft

Viele Übungen wie zum Beispiel Kreuzheben oder schweres Rudern setzen eine starke Griffkraft voraus. Viele haben das Problem, dass bei gewissen Übungen die Hände aufgehen, bevor der eigentliche Zielmuskel zum Beispiel im Rücken oder im Bein ermüdet (*nicht mehr kann*). Man braucht eine gute Griffkraft, um effektiv und sauber trainieren zu können. Man kann die Griffkraft auf verschiedene Art und Weise verbessern beziehungsweise stärken.

Es kann schon hilfreich sein, die Hantelstange so fest zu packen, wie es nur geht. Die Hände sind fest geschlossen und angespannt. Dies kann man bei allen Übungen wie zum Beispiel bei Klimmzügen, beim Kreuzheben, bei Shrugs (*Schulterheben*) und bei allen Zug- und Ruderübungen anwenden und somit seine Griffkraft erhöhen.

Um die Kraft in den Händen und Fingern zu steigern, sollte man weitestgehend auf Zughilfen oder ähnliches Equipment verzichten. Diese führen nur dazu, dass die Griffkraft über kurz oder lang nachlässt beziehungsweise verloren geht. Magnesia oder Handschuhe können dafür sorgen, dass man die Hantelstange besser greifen kann, denn oftmals sorgen schweißige Hände dafür, dass die Hantel aus der Hand rutscht und somit nicht ordentlich gefasst werden kann.

Eine weitere gute Methode für das Verbessern der Griffkraft ist das Trainieren mit dicken Hantelstangen oder sogenannten „Fat-Gripz“. Da die Hantelstangen dicker sind als gewöhnlich, muss man wesentlich fester zugreifen, um sie ordentlich halten zu können. Man wird regelrecht gezwungen, die Hantelstange mit aller Kraft festzuhalten, wodurch es zu einer stärkeren Aktivierung der umliegenden Muskulatur (*stärkere Muskelkontraktion*) kommt und somit mehr Kraft freigesetzt wird.

Man sollte keine zusätzliche Trainingseinheit einführen, um die Griffkraft zu trainieren, besser ist es, die zuvor gennannten Beispiele beziehungsweise Trainingsmethoden in sein Training aufzunehmen. Hierzu kann man beispielsweise eine oder mehrere Übungen seines Trainings mit den sogenannten „Fat-Gripz“ ausführen.

2.14. Mit Beintraining mehr Muskeln aufbauen

Viel zu oft kommt es vor, dass nur die auf den ersten Blick sichtbaren Muskeln trainiert werden, die Muskeln, die man sieht, wenn man ein T-Shirt anhat. Das sind meistens die Arm-, Brust- und Rückenmuskeln. Diese Muskeln zu trainieren macht am meisten Spaß, und die ersten Trainingserfolge kommen sehr schnell, was von anderen früh wahrgenommen wird. Das Beintraining wird jedoch gerne vernachlässigt, denn es ist anstrengend, es passiert nichts und in vieler Augen ist es einfach unnütz. Man braucht aber einfach nur Geduld.

Was man hierzu aber noch wissen sollte, ist, dass die Muskeln die Verbrennungsöfen des Körpers sind. Je größer ein Muskel ist, desto größer ist sein Energiebedarf, das gilt auch für die Ruhephase nach dem Training. Trainiert jemand die Beine nicht, wird der Energieverbrauch bei ihm geringer sein als bei einem Sportler, der diese Muskeln mittrainiert. Trainiert man die Beine mit, kann man auch wesentlich mehr Kalorien zu sich nehmen, der Körper und die Muskelzellen haben somit auch mehr Nährstoffe zur Verfügung.

Wie bereits bekannt sein dürfte, setzen wir beim Training mit einer überdurchschnittlichen Muskelbelastung einen Wachstumsreiz, der später zum Muskelwachstum führt. Zudem setzt der Körper verschiedene Hormone frei, wie zum Beispiel Testosteron. Das Testosteron bewirkt unter anderem, dass die Verstoffwechselung von Aminosäuren in den Muskelzellen erhöht wird und der Muskel somit an Kraft gewinnt und an Volumen zunimmt. Der Muskel wird leistungsfähiger und benötigt weniger Regenerationszeit.

Man muss sich nur einmal vorstellen, wie viel Testosteron ausgeschüttet wird, wenn man den größten und stärksten Muskel des Körpers trainiert. Dieses Hormon bewirkt nicht nur das Wachstum des trainierten Muskels! Vielmehr bewirkt der Anstieg des Testosteronspiegels, dass das gesamte Muskelwachstum beschleunigt wird, und das gilt für alle Muskelgruppen, egal ob an Brust oder Bizeps. Wenn die Beine intensiv trainiert werden, werden mehr Wachstumshormone freigesetzt und somit wird auch die Oberkörpermuskulatur davon profitieren.

2.15. Muskelkater und Training?

Muskelkater – Definition

Als Muskelkater werden Muskelschmerzen bezeichnet, die nach einer ungewohnten körperlichen Betätigung mit zeitlicher Verzögerung auftreten, zum Beispiel nach dem Krafttraining. Kleinste Haarrisse in den Myofibrillen (*Z-Streifen*) der Muskelfasern sind für den sogenannten Muskelkater verantwortlich.

Es kommt zu einer Muskelschwellung aufgrund einer entzündlichen Reaktion in den Zellen. Diese Schwellung drückt auf die feinen Nervenfasern im umliegenden Gewebe und verursacht Schmerzen. Bewegungen, die der Muskel jetzt ausführen muss, werden meist von intensiven Schmerzen begleitet, je nachdem, wie intensiv die Belastung bei der Bewegung ist.

Ein „guter“ Muskelkater liegt vor, wenn der Schmerz zwar vorhanden, aber erträglich ist, und er nach zwei bis drei Tagen wieder nachlässt. Zudem sollte die Bewegungsfreiheit im Alltag nicht allzu sehr eingeschränkt sein.

Ein sogenannter „schlechter“ Muskelkater liegt vor, wenn der Schmerz übermäßig groß ist und schon bei sehr leichter oder gar keiner Belastung/Bewegung auftritt. Dieser Muskelkater hält meist länger als vier Tage an.

Muskelkater und Training

Grundsätzlich liegt beim Muskelkater immer eine Schädigung der Muskelfasern vor, deshalb ist eine Reduktion der körperlichen Belastung, sprich des Trainings, immer sinnvoll. Eine Pause ist somit unabdingbar.

Trainiert man den Muskel, obwohl sich dieser noch nicht vollständig erholt hat und Muskelkater vorliegt, kann es im schlimmsten Fall zu größeren Vernarbungen in den einzelnen Muskelfasern kommen. Diese können den Muskel langfristig schwächen, was bedeuten würde, dass wir Rückschritte machen. Es macht keinen Sinn, den Muskel bei noch vorhandenem Muskelkater zu trainieren.

2.16. Dehnen – Was bringt's?

Da das Dehnen keinen negativen Einfluss auf die Regenerationsfähigkeit hat, kann tägliches Dehnen beziehungsweise Dehnen nach dem Training nur empfohlen werden. Ein regelmäßig durchgeführtes Dehntraining verbessert über kurz oder lang die Beweglichkeit. Diese Beweglichkeit kommt uns im Alltag oder beim Training zugute. Durch das Krafttraining und die dazugewonnene Muskulatur wird der Mensch unbeweglicher. Sehnen und Bänder verkürzen sich und die Muskelpakete tun ihr Übriges dazu. Jeder kennt es oder hat es schon gesehen: Ein Bodybuilder will in der Umkleidekabine sein T-Shirt ausziehen und schafft dies kaum allein, weil er so unbeweglich geworden ist. Mit regelmäßigen Dehneinheiten bleibt diese Beweglichkeit aber erhalten, und somit ist es auch mit vielen Muskeln weiterhin möglich, sein T-Shirt ohne fremde Hilfe auszuziehen (*nur ein Beispiel*).

Im Alltag – speziell durch einseitige Belastungen im Beruf – werden unsere natürlichen und physiologischen Gelenkamplituden (*Beweglichkeit im Gelenk*) nicht mehr voll ausgeschöpft. Der menschliche Körper passt sich diesen einseitigen Belastungen an. Die Folge ist, dass unser Körper seine Beweglichkeit allmählich verliert. So wird das tägliche Schuhe- oder Sockenanziehen zur Qual, weil die Bewegungsfähigkeit eingeschränkt ist. Durch das regelmäßige Dehnen lernt unser Körper wieder, seine physiologischen Bewegungsreichweiten voll auszunutzen.

Beim nächsten Punkt sind sich die Forscher nicht einig. Die einen sagen, dass die Regeneration durch das Dehnen nach dem Krafttraining verbessert wird, da die Spannung im Muskel durch das Krafttraining erhöht ist und diese durch das Dehnen wieder verringert wird, somit das Blut wieder besser fließen und den Muskel folglich mit mehr Nährstoffen versorgen kann, was wiederum die Regeneration fördert.

Andere Forscher wiederum zweifeln diesen Prozess stark an und sagen, dass das nicht stimmt. Regeneration hin oder her: Das Dehnen nach dem Training oder an freien Tagen zu Hause ist sehr sinnvoll, denn man erhält sich seine Beweglichkeit und ist nicht auf andere Menschen angewiesen, was vor allem im Alter sehr wichtig sein kann.

3. Wissen zum Trainingsplan

3.1 Split- oder Ganzkörpertraining – Für wen ist was geeignet?

Ein Ganzkörpertraining ist eine hervorragende Möglichkeit, den Körper effektiv zu trainieren. Innerhalb einer Trainingseinheit werden alle Hauptmuskelgruppen trainiert. Es ist ideal für Anfänger, aber auch eine gute Alternative für fortgeschrittene Athleten. Man kann mit dem Ganzkörpertraining ohne Weiteres Muskeln aufbauen.

Die Vorteile des GK-Trainings sind schnell aufgezählt: Man spart Zeit, da weniger Trainingseinheiten benötigt werden; man ist flexibler in der Trainingsgestaltung und erreicht eine häufigere Belastung der einzelnen Muskelgruppen.

Beim Split-Trainingsplan werden die einzelnen Muskelgruppen sehr intensiv und effektiv trainiert. Alle Hauptmuskelgruppen werden innerhalb einer Woche meist nur einmal trainiert. Durch das gezielte Trainieren der einzelnen Muskelgruppen ist eine schnellere und konstantere Steigerung der Gewichte möglich. Man setzt auch nach langer Trainingserfahrung immer wieder neue Reize. Man kann die einzelnen Muskeln besser bearbeiten und „formen". Dies ist ideal für fortgeschrittene Athleten und Athleten, die den Sport auf Wettkampfebene ausführen oder dies vorhaben.

Beide Trainingssysteme sind für den Muskelaufbau effektiv und sehr gut geeignet. Die Vor- und Nachteile muss jeder für sich abwägen, um dann zu entscheiden, was man will und – viel wichtiger noch – was zu einem passt.

3.2 Geräte- oder freies Training – Vor- und Nachteile

Beide Trainingsformen, sowohl das Gerätetraining als auch das Training mit freien Gewichten, können für einen Kraft- und Muskelaufbau sorgen. Jede Trainingsform hat ihre Vor- und Nachteile. Man sollte die Trainingsform nutzen, die den persönlichen Bedürfnissen entspricht. Jeder Mensch ist anders und reagiert daher unterschiedlich auf bestimmte Trainingsarten und Übungen. Insbesondere beim Krafttraining ist darauf zu achten, dass die Übungsauswahl vielseitig und abwechslungsreich ist.

Maschinentraining eignet sich sehr gut für Anfänger, da die Bewegungsabläufe vorgegeben werden. Mit Maschinen- oder Gerätetraining lässt sich ein Muskel gezielt ansteuern und trainieren, was Vor- und Nachteile hat.

Freihanteltraining ist eher etwas für fortgeschrittene Athleten, da es sehr viel anspruchsvoller ist, als das Training an Geräten. Speziell für den Muskelaufbau bietet das Freihanteltraining entscheidende funktionelle Vorteile gegenüber dem Maschinentraining.

Daher sollten komplexe Freihantelübungen, sprich Grundübungen, in keinem Trainingsplan fehlen. Durch das freie Training werden effektiv mehr Muskelgruppen beansprucht, was zur Folge hat, dass beim Training mehr Reize gesetzt werden und die beteiligten Muskel dementsprechend besser wachsen können.

Vor- und Nachteile des Krafttrainings an Maschinen

Vorteile:

- reduzierte Verletzungsgefahr durch vorgegebene Bewegungsabläufe
- einfach und schnell zu erlernende Bewegungsausführung
- gezieltes Training eines Muskels

Nachteile:

- Reduzierung der koordinativen Komponenten durch vorgegebene Bewegungsbahnen
- wenig Eigenstabilisation
- eingeschränkte Alltagstauglichkeit
- weniger Muskelgruppen werden angesprochen

Vor- und Nachteile des Krafttrainings mit freien Gewichten

Vorteile:

- Eigenstabilisation wird gefordert, dadurch Beanspruchung von mehr Muskelgruppen
- Schulung der intermuskulären Koordination
- Alltagsnahe Bewegungsmuster sind möglich (*Ausfallschritte, Kreuzheben…*)

Nachteile:

- koordinativ anspruchsvolle Bewegungen
- Gefahr, dass man Fehler macht
- größere Verletzungsgefahr

3.3 Trainingsplan erstellen – So geht's

1. Festlegung des Zieles

- Muskelaufbau, Gewichtsreduktion, Maximalkraft, Kraftausdauer…

2. Selbsteinschätzung: Wo befindest du dich?

Leistungsstufe	Trainingserfahrung in Monaten
Beginner, kompletter Neueinsteiger	0 bis 6
Anfänger	6 bis 12
Fortgeschrittener	>12
Profi, beziehungsweise Leistungssportler	>36

3. Persönliche Dinge einplanen und beachten

- körperliche Konstitution
- krankheitsbedingte Vorbelastungen, sonstige Beschwerden
- die zur Verfügung stehende Zeit
- die berufliche Situation
  (*körperlich anstrengend, vorwiegend sitzend*)

4. Trainingsplanung

- Trainingshäufigkeit pro Woche
- Art des Trainings (*Ganzköpertraining – Split-Training*)
- Trainingsdauer – Trainingsumfang pro Einheit
- Übungs- und Geräteauswahl
- Trainingsintensität
  (*Übungs- und Satzanzahl + Wiederholungsbereiche*)

5. Trainingsdurchführung

- begrenzt auf 8 bis 12 Wochen, je nach Zielsetzung und Trainingserfolg

3.4 Die richtige Dauer einer Trainingseinheit

In der Regel sollte ein Krafttraining mit dem Ziel Muskeln aufzubauen, nicht länger als 60 Minuten dauern. Je länger ein Krafttraining dauert, desto weniger Energie hat man und umso schlechter kann man sich konzentrieren.

Mit zunehmender Trainingsdauer steigt auch das Verletzungsrisiko, denn mit mangelnder Konzentration leidet oftmals auch die Ausführung (*Technik*) der einzelnen Übungen.

Wenn eine Übung nicht mehr korrekt und sauber ausgeführt wird, riskiert man unter Umständen Verletzungen im Bereich des Muskels, der Sehnen (*Bänder*) oder im Bereich des Gelenkapparates.

Bei zu langem, intensivem Training mit zu wenig Regeneration und schlechter Ernährung (*Nährstoffversorgung*), kann es auch zu einem Übertraining kommen. Ein Übertraining schadet nicht nur dem Muskelaufbau, sondern auch unserem Körper und Geist. Ein langes und intensives Training bewirkt also in keinem Fall mehr Muskelaufbau, sondern eher das Gegenteil.

Besonders Anfänger sollten nicht länger als 30 bis 45 Minuten am Stück trainieren, denn nicht nur die Energiespeicher, auch der Hormonhaushalt spielen beim Krafttraining eine wichtige Rolle. Der Wert des muskelaufbauenden Wachstumshormons sinkt nach etwa 40 bis 50 Minuten intensiven Trainings, während der Wert des muskelabbauenden Cortisols langsam zu steigen beginnt.

Je länger also das Krafttraining dauert, desto schlechter ist dies für den Muskelaufbau. 45 bis 60 Minuten intensives und gezieltes Krafttraining bringt meist die besten Erfolge.

3.5 Die korrekte Satzanzahl

Wie viele Sätze man pro Muskelgruppe durchführen sollte, hängt von vielen verschiedenen Faktoren ab. Man kann dies nicht pauschal sagen, da man mit nur einem einzigen Satz einen Wachstumsreiz auslösen, sprich Muskeln aufbauen kann. Man kann aber genauso gut mit sechs oder mehr Sätzen Muskeln aufbauen.

Wie viele Sätze man braucht, hängt ganz allein davon ab, wie und nach welchem System trainiert wird. Wird der Muskel mehrmals pro Woche trainiert, genügen oftmals wenige Sätze für die einzelnen Muskelgruppen. Wird der Muskel nur einmal die Woche im Rahmen eines Split-Programmes trainiert, muss man deutlich mehr Sätze machen. Grundsätzlich sollte man daher ein Ganzkörpertraining von einem Split-Training unterscheiden.

Zudem darf man die Erholungsphase nicht außer Acht lassen. Wenn jemand den ganzen Tag auf dem Bau schuften muss, braucht diese Person am Abend weniger Sätze, da die Muskeln schon den ganzen Tag arbeiten mussten.

Jemand, der den ganzen Tag im Büro oder in der Schule sitzt, braucht wiederum mehr Sätze, da diese Person völlig ausgeruht ist und die Muskeln noch deutlich mehr Kraft haben. Man sollte die Satzzahl nicht pauschal festlegen, sondern lieber individuell an die einzelne Person und das jeweilige Trainingssystem anpassen. Die nachfolgende Tabelle zeigt die zwei gängigsten Trainingssysteme mit einer durchschnittlichen Satzzahl je Muskelgruppe.

Ziel: Muskelaufbau	Ganzkörpertraining **2- bis 3-mal pro Woche**	Split-Training **3er oder 4er Split**
Große Muskelgruppen (Beine, Rücken, Brust, Schulter)	2 bis 3	10 bis 12
Kleine Muskelgruppen (Bizeps,Trizeps, Nacken, Waden, Bauch)	1 bis 2	4 bis 6

3.6 Die richtige Wiederholungszahl

Mit relativ niedrigen Wiederholungszahlen und schweren Gewichten kann man am besten Muskeln aufbauen. Es gibt drei verschiedene Trainingsbereiche (*Kraftausdauer, Maximalkraft, Hypertrophie*), die mit unterschiedlichen Wiederholungszahlen trainiert werden.

Beim Kraftausdauertraining werden in der Regel zwischen 15 und 30 Wiederholungen gemacht. Durch die hohen Wiederholungszahlen werden primär Typ-I-Muskelfasern (*rot*) stimuliert, diese verbessern die Ausdauerleistung des Muskels. Diese Muskelfasern besitzen nur ein geringes Wachstumspotenzial (*Dickenwachstum des Muskels*). Ein gezieltes Muskelaufbautraining ist in diesem Trainingsbereich nur in geringem Umfang möglich.

Hypertrophietraining ist das klassische Muskelaufbautraining. Hierfür eignen sich besonders die relativ niedrigen Wiederholungszahlen im Bereich von sechs bis zwölf. Beim Hypertrophietraining werden primär die Typ-II-Muskelfasern (*weiß*) stimuliert, welche ein besonders gutes Wachstumspotenzial aufweisen. Sie eignen sich hervorragend für den Muskelaufbau, denn die weißen Muskelfasern verdicken deutlich besser als die roten.

Zu guter Letzt gibt es noch die **Maximalkraftphase.** Hier trainiert man in einem Bereich von einer bis fünf Wiederholungen. Durch die niedrigen Wiederholungszahlen und der relativ kurzen Spannungsdauer werden primär auch die weißen Muskelfasern angesprochen, allerdings wird das Wachstumspotenzial des Muskels nicht völlig ausgeschöpft, so wie es beim Hypertrophietraining der Fall ist. Aufgrund der kurzen Spannungsdauer in einem Satz wird nur ein kleiner Teil der weißen Muskelfasern aktiviert. In der Maximalkraftphase gewinnt man ordentlich an Kraft, dennoch fällt der Muskelaufbau etwas geringer aus als beim Hypertrophietraining.

3.7 Die richtigen Pausen zwischen den Sätzen

Die Pausen sollten individuell an das Trainingssystem und an die Person selbst angepasst werden. Jeder Körper, jeder Mensch ist anders: Der eine kann schon nach 60 Sekunden wieder voll Gas geben und ein anderer braucht 30 Sekunden länger (*90 Sekunden*). Zudem hat jedes Trainingsziel individuelle Pausenzeiten.

Beim klassischen Muskelaufbau- (*Hypertrophie-*)training werden in der Regel Pausen von 90 bis 120 Sekunden zwischen den einzelnen Sätzen gemacht. So wird garantiert, dass der Muskel wieder voll leistungsfähig ist, aber auch nicht komplett auskühlt und somit wieder voll belastbar ist. Pausen von drei bis zu fünf Minuten finden nur beim Training auf Maximalkraft statt. Gewichtheber oder Powerlifter trainieren vorwiegend mit sehr niedrigen Wiederholungszahlen und extrem schweren Gewichten.

Durch die langen Pausen kann der Körper wieder voll Energie tanken, um im folgenden Satz einen verbesserten Krafteinsatz zu gewährleisten (*mehr Leistung bei Maximalgewichten*). Beim Kraftausdauertraining kommen meist sehr kurze Pausenzeiten zum Einsatz. Pausenzeiten von 60 bis maximal 90 Sekunden sind ideal, denn so bleibt man ständig in Bewegung.

Durch viele Wiederholungen und kurze Pausen werden der Körper und speziell die einzelnen Muskelpartien ausdauernder. Die angegebenen Pausenzeiten sind kein Muss, sie sollen lediglich als allgemeine Richtwerte dienen. Die Pausenzeiten sollten immer individuell an die eigene Person, die eigenen Bedürfnisse und Umstände angepasst werden.

3.8 Mit diesen Übungen mehr Muskeln aufbauen

Hier gibt es zwei verschiedene Arten von Übungen. Man unterscheidet zwischen Isolations- und Grundübungen. Isolationsübungen geben der Muskulatur den nötigen Feinschliff, die Muskeln sehen somit definierter aus. Hier können gewisse Bereiche des Muskels verstärkt ausgebildet und trainiert werden, da die Muskeln von anderen Muskelgruppen unabhängig trainiert werden. Diese Übungen werden in der Regel mit weniger Gewicht und höherer Wiederholungszahl trainiert, um eine korrekte Bewegungsausführung zu gewährleisten, da meist nur der zu trainierende Muskel an der Übungsausführung beteiligt ist.

Grundübungen hingegen werden meist mit schweren Gewichten und niedrigen Wiederholungszahlen trainiert. Bei diesen komplexen Übungen sind mehrere Muskelgruppen beteiligt, die den zu trainierenden Muskel bei der Übung mitunterstützen, deshalb kann man mit höherem Gewicht trainieren. Mehr Kraft = mehr Masse. Um Masse aufzubauen, beschränkt man sich aus diesem Grund zunächst auf einzelne Grundübungen, die man korrekt ausführt (*abfälschen ist hier fehl am Platz!*). Erst wenn man ein gewisses Maß an massiver Muskulatur aufgebaut hat, kann man diese mit zusätzlichen Isolationsübungen in Form bringen.

In der ersten Zeit muss man erst einmal ordentlich „Fleisch" (*Muskeln*) zulegen. Grundübungen wie Kniebeugen, Bankdrücken, Klimmzüge, Überzüge, Langhantelfrontdrücken, Beinpresse, Langhantelrudern und so weiter... sind ein Muss, wenn man massiv Muskeln aufbauen will!

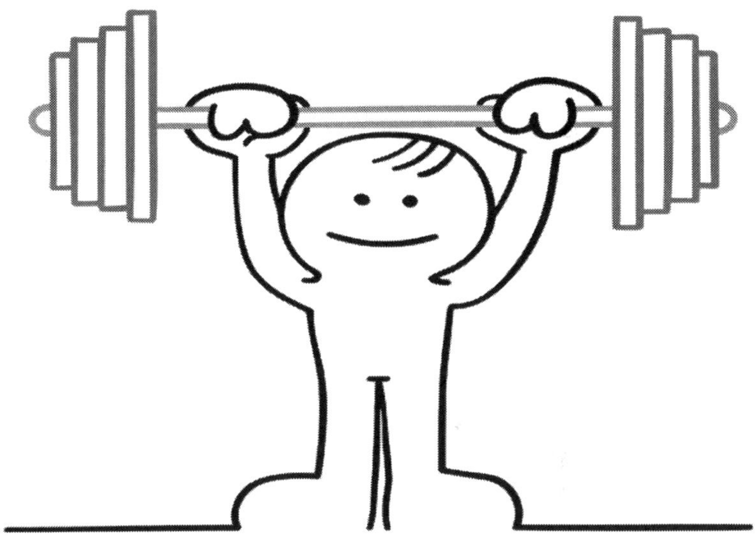

3.9 Sind Kreuzheben und Kniebeugen für jeden geeignet?

Kreuzheben und Kniebeugen sind für den Trainingsneuling alles andere als sinnvoll. Allgemein sollte ein Neueinsteiger keine freien Grundübungen (*Bankdrücken, Schulterdrücken, Kurzhantelrudern*) machen. Für Trainingsneulinge ist es ratsam, den Körper und die Muskeln erst langsam an das Krafttraining zu gewöhnen. Hierfür eignet sich besonders das Training an Maschinen. Dieses bietet den Vorteil, dass die Verletzungsgefahr durch den vorgegebenen Bewegungsablauf reduziert wird.

Zudem lässt sich die Bewegungsausführung schnell und einfach erlernen. Es kommt zu weniger Fehlern, was nahezu perfekt für den Einstieg ist. Grundübungen wie Kreuzheben und Kniebeugen sollten aufgrund des Schwierigkeitsgrades und der mangelnden Trainingserfahrung vermieden werden. Sie sind äußerst komplex, hochintensiv und koordinativ sehr anspruchsvoll, daher sind diese Übungen nur für fortgeschrittene Athleten geeignet. Werden diese Übungen falsch ausgeführt, kann es beispielsweise zu erheblichen Schäden am Wirbelsäulenapparat (*Hals- und Lendenwirbelsäule*) und dann den Knie- und Hüftgelenken kommen.

Trainingsneulinge sollten daher immer erst mit dem Training an Maschinen beginnen, um ein gewisses Körpergefühl zu entwickeln. Nach einer Trainingsdauer von sechs bis zwölf Monaten, kann man dann langsam auf freie Gewichte umsteigen. Hier sollte man allerdings erst einmal die Technik verschiedener Übungen erlernen, bevor man Gewichte auflegt.

Es ist dabei ratsam, neben dem allgemeinen Training ein einfaches Techniktraining miteinzuführen. Dieses Techniktraining sollte am Anfang einer Trainingseinheit durchgeführt werden. Hier sollte man sich nur darauf konzentrieren, die korrekte Übungsausführung zu erlernen. Das Trainingsgewicht spielt hier keinerlei Rolle. Beherrscht man die perfekte Technik (*Ausführung*), kann man langsam anfangen, das Gewicht zu erhöhen. So gelingt der perfekte Einstieg in die Welt der freien Gewichte.

3.10 Das richtige Bauchtraining

Grundsätzlich besteht kein Unterschied zwischen Bauch- und Rücken- oder Brustmuskeln. Die Bauchmuskeln reagieren auf Training und dessen Reize genauso wie alle anderen Muskeln auch. Unsere Bauchmuskeln werden auf verschiedene Art und Weise trainiert beziehungsweise beansprucht (*durch Atmen, Lachen, Laufen oder Bewegungen im Alltag*).

Bei jedem schweren Training und bei jeder Körperanspannung werden die Bauchmuskeln zusätzlich mittrainiert. Grundsätzlich bräuchte man bei schwerem Krafttraining überhaupt kein Bauchmuskeltraining, die Bauchmuskeln würden trotzdem wachsen und bei einer Diät zum Vorschein kommen. Wer gute Bauchmuskeln haben möchte, sollte diese trotzdem ein- bis zweimal pro Woche trainieren. Mehr als zwei Übungen (*gerade und seitliche Bauchmuskeln*) mit jeweils zwei bis drei Sätzen werden nicht benötigt, um starke Bauchmuskeln zu formen.

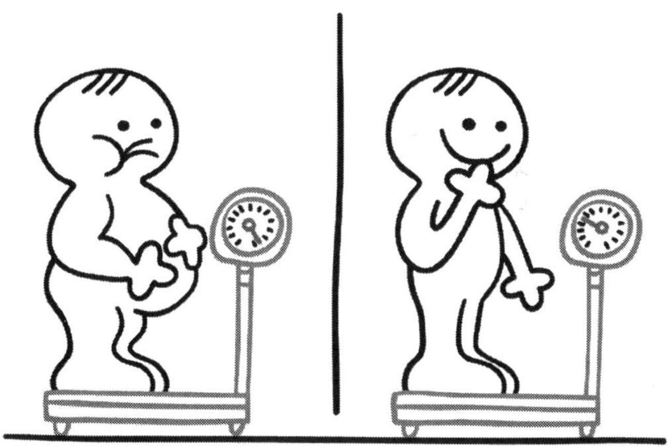

Die besten Fortschritte erzielt man mit einem Wiederholungsbereich von 8 bis 12 Wiederholungen. Dabei ist es wichtig, das Trainingsgewicht regelmäßig zu steigern, um immer wieder neue Reize zu setzen.

Wird der Bauch öfter trainiert, kann dies – wie bei anderen Muskeln auch – zu Übertraining führen. Bekommt der Muskel nach dem Training nicht die nötige Erholung, kann er auch nicht wachsen. Der Muskel wächst nicht während des Trainings, sondern danach in der Erholungsphase! Wer sein Training kurz und intensiv gestaltet, wird wahrscheinlich mehr Erfolg haben als jemand, der über mehrere Stunden sinnlos trainiert und tausende von Sit-ups macht. **Weniger ist oftmals mehr!**

3.11 Die verschiedenen Arten des Pyramidentrainings

Es gibt drei verschiedene Arten des Pyramidentrainings: die übliche Pyramide, die umgekehrte Pyramide und die abgestumpfte Pyramide. Beim folgenden Beispiel erfolgen die Reize innerhalb einer Muskelgruppe und einer Trainingseinheit nach dem Schema einer üblichen Pyramide. So wird mit leichten Gewichten und vielen Wiederholungen begonnen, um anschließend immer höhere Gewichte nehmen zu können und dabei gleichzeitig die Wiederholungszahlen zu reduzieren. Dieses Pyramidenschema ist aufgrund der steigenden Gewichte und vor allem des Maximalkraftsatzes eher für fortgeschrittene Athleten geeignet.

Beispiel:

- Satz 12 Wiederholungen 60 Kg*
- Satz 10 Wiederholungen 65 Kg*
- Satz 8 Wiederholungen 70 Kg*
- Satz 6 Wiederholungen 75 Kg*
- Satz 4 Wiederholungen 80 Kg*

**Das Gewicht sollte individuell auf die eigenen Bedürfnisse angepasst werden.*

Die umgekehrte Pyramide funktioniert ähnlich wie die übliche Pyramide, nur das diese auf den Kopf gestellt wurde. So wird mit schweren Gewichten und wenig Wiederholungen begonnen, um anschließend immer leichtere Gewichte zu nehmen und gleichzeitig die Wiederholungszahl zu erhöhen. Im Gegensatz zur üblichen Pyramide, muss man sich bei der umgekehrten Pyramide richtig gut aufwärmen, da zu Beginn mit sehr schweren Gewichten trainiert wird. Das Aufwärmen minimiert das Verletzungsrisiko. Aufgrund der zuvor beschriebenen Problematik, ist dieses Schema eher für fortgeschrittene Athleten geeignet.

Beispiel:

- Satz 4 Wiederholungen 80 Kg*
- Satz 6 Wiederholungen 75 Kg*
- Satz 8 Wiederholungen 70 Kg*
- Satz 10 Wiederholungen 65 Kg*
- Satz 12 Wiederholungen 60 Kg*

**Das Gewicht sollte individuell auf die eigenen Bedürfnisse angepasst werden.*

Die letzte der drei Pyramidenformen ist die abgestumpfte Pyramide. Bei dieser Form des Trainings wird ebenfalls mit leichten Gewichten und vielen Wiederholungen begonnen, um anschließend mit höheren Gewichten und niedrigeren Wiederholungszahlen fortzufahren. Der Unterschied zur üblichen Pyramide besteht darin, dass der Maximalkraftsatz nicht ausgeführt und somit mit einer höheren Wiederholungszahl aufgehört wird als bei der üblichen Pyramide. Diese Trainingsform eignet sich hervorragend für Anfänger.

Beispiel:

- Satz 12 Wiederholungen 60 Kg*
- Satz 10 Wiederholungen 65 Kg*
- Satz 8 Wiederholungen 70 Kg*
- Satz 6 Wiederholungen 75 Kg*

**Das Gewicht sollte individuell auf die eigenen Bedürfnisse angepasst werden.*

4. Ernährungslehre

4.1 Der Energieverbrauch beim Krafttraining

Wie viele Kalorien man beim Krafttraining verbrennt, hängt von vielen verschiedenen Faktoren ab. Hierzu gehören zum Beispiel die Intensität und der Umfang einer Trainingseinheit, die Wiederholungszahlen, die Art der Übungen (*Grund- oder Isolationsübungen*) und die durchschnittlichen Pausenzeiten. Zudem spielt es eine große Rolle, ob man mehr oder weniger Muskeln beziehungsweise welches Geschlecht und Alter man hat.

Je mehr Muskeln jemand hat, umso mehr Kalorien verbraucht diese Person in Ruhe und natürlich auch beim Training. Bei einem Krafttraining können zwischen sechs und zwölf Kalorien pro Minute verbraucht werden. Eine Stunde intensives, hartes Training kann daher bis zu 600 Kalorien verbrennen. Im Durchschnitt werden beim Krafttraining circa 400 Kalorien pro Stunde verbraucht, da Pausenzeiten mitberücksichtigt werden müssen. Dazu kommt noch ein sogenannter Nachbrenneffekt.

Je intensiver die Belastung war, desto mehr Kalorien werden auch nach dem Training in Ruhe noch verbrannt. Das heißt, der Stoffwechsel bleibt durch das Krafttraining bis zu 48 Stunden lang erhöht. Durch diesen Nachbrenneffekt werden nochmals zusätzlich bis zu 15 Prozent mehr Kalorien verbrannt, wohlbemerkt nach dem Training!

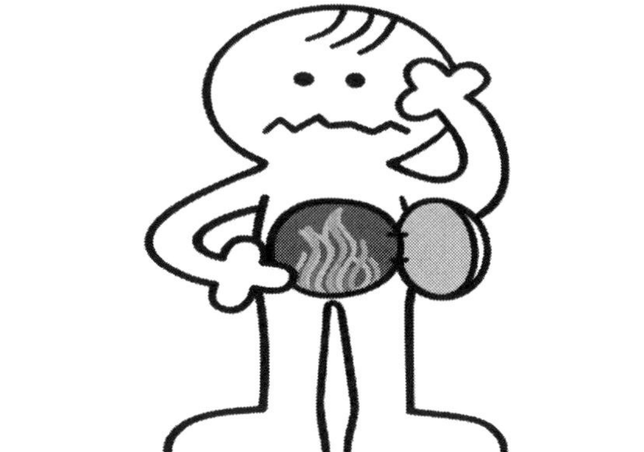

4.2 Wie entscheidend ist die Ernährung beim Muskelaufbau?

Die Ernährung ist ohne Zweifel eine der wichtigsten Komponenten beim Muskelaufbau. Man kann sich das beste und effektivste Training der Welt aussuchen, welches genau auf einen abgestimmt ist und jede einzelne Stärke und Schwäche berücksichtigt, und dieses genauestens abarbeiten, aber ohne eine perfekt durchdachte Ernährung wird man selbst bei solch einem Training nicht das volle Potenzial ausschöpfen. Um Muskeln aufzubauen ist es ganz wichtig, dass man sich in einem Kalorienüberschuss befindet. Man isst mehr Kalorien als man eigentlich bräuchte, denn nur so hat der Muskel genügend Nährstoffe zur Verfügung, um zu wachsen.

Wer bei seiner Ernährung nicht auf die Kalorienzahl schaut, wird es schwerer haben, groß und breit zu werden, weil er nicht weiß, wie viel Energie sein Körper braucht. Die beste und wirkungsvollste Variante ist also die, seine Kalorien zu zählen. Dein Hauptziel sollte erst einmal sein, Masse auf deinen Körper zu bekommen und das erreicht man nur mit einer ordentlichen Zufuhr an Nährstoffen (Eiweiß, Kohlenhydrate und Fette). Später kannst du dich dann auf die Definition der Muskeln konzentrieren. Es ist fast unmöglich, einen muskulösen Körper aufzubauen, ohne dabei Fett zuzulegen.

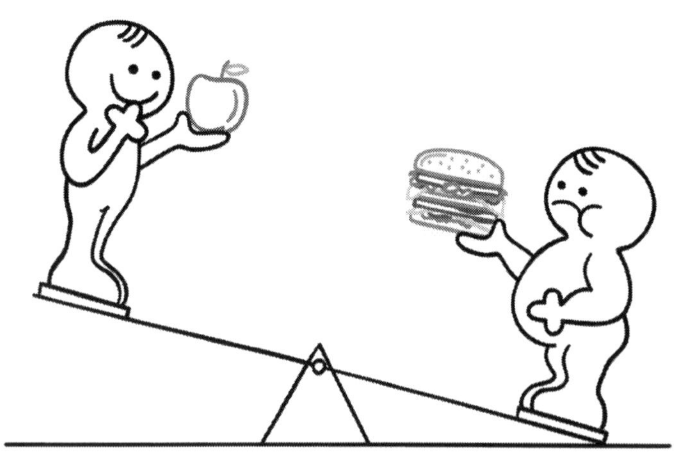

4.3 Wie Wasser den Muskelaufbau unterstützt

Einem Bereich unserer Ernährung, der für das optimale Funktionieren des Körpers sehr wichtig ist, wird oftmals viel zu wenig Aufmerksamkeit geschenkt. Jeder weiß zwar wie viel Eiweiß, Kohlenhydrate und Fette er braucht und wofür diese gut sind. Aber dass es, wenn es um den Muskelaufbau geht, noch einen weiteren wichtigen Punkt bei der Ernährung gibt, vergessen viele.

Der menschliche Körper besteht zu 65 bis 70 Prozent aus Wasser. Wasser ist das sogenannte „Lebenselixier", es ist an fast allen Auf- und Abbauprozessen in unserem Organismus beteiligt.

Ein guter Flüssigkeitshaushalt ist nicht nur für den Muskelaufbau gut, sondern hilft auch, Abfallprodukte, die beim Muskelaufbau und vor allem beim intensiven Training entstehen, zu beseitigen. Gerade für Kraftsportler und Bodybuilder ist eine ausreichende Flüssigkeitszufuhr wegen der meist recht eiweißhaltigen Ernährung sehr wichtig.

Eine hohe Eiweißzufuhr belastet die Nieren, wenn nicht ausreichend getrunken wird. Das Wasser sorgt dafür, dass die Nieren gut durchgespült werden und die angefallenen Abfallprodukte (*wie zum Beispiel Purin*) ausgeschieden werden und somit die Nieren wieder entlastet werden.

Wissenschaftlicher fanden heraus, dass man pro Tag am besten circa einen Liter Wasser je 20kg Körpergewicht trinken sollte, um dem Körper die Flüssigkeit zu geben, die er benötigt. Wenn es im Frühjahr oder Sommer richtig heiß wird, beziehungsweise an Trainingstagen, wenn man viel schwitzt, sollte man dem Körper noch zusätzlich Wasser zuführen. Wasser hat keine Kalorien und kann somit ohne Beachtung der Kalorienzahl getrunken werden, zudem hat es den Vorteil, den Stoffwechsel in unserem Körper zu beschleunigen.

Das heißt: Wir verbrennen mehr Kalorien als vorher und unsere Nahrung kann vom Körper besser absorbiert (*aufgenommen*) werden. Entstandene Abbauprodukte und Schadstoffe werden aus dem Körper gespült, die Muskeln werden mit mehr Nährstoffen versorgt und der Körper kann schneller regenerieren. Wasser ist nicht nur für unseren Organismus wichtig, sondern wir benötigen es auch, um langfristig Muskeln aufbauen zu können.

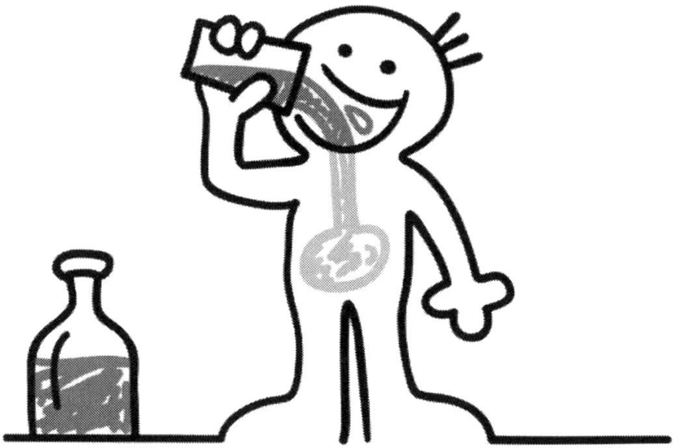

4.4 Sind Nahrungsergänzungsmittel sinnvoll?

Grundsätzlich braucht man zum Muskelaufbau keine Nahrungsergänzungsmittel, denn, wie der Name schon sagt, sind dies „Ergänzungen", die man zusätzlich zur Nahrung zuführen kann, aber nicht muss! Meist handelt es sich dabei um hochkonzentrierte Nährstoffe, die in der natürlichen Nahrung auch vorkommen. Eine vollwertige Nahrung ist immer besser als irgendwelche Nahrungsergänzungsmittel, vor allem ersetzen solche Konzentrate keine vollwertige Kost.

Wenn beispielsweise der Bedarf an Eiweiß über herkömmliche Lebensmittel gedeckt ist, werden keine Supplemente (*Ergänzungen*), sprich Eiweißpulver, mehr benötigt. Wird der Grundbedarf allerdings nicht über die normale Ernährung gedeckt, können Eiweißpulver hilfreich sein. Unmittelbar nach dem Training können Shakes (*Eiweiß*) oder Aminosäuren in flüssiger Form aufgrund der schnelleren Aufnahme und der leichten Verdaulichkeit im Körper besser sein als vollwertige Nahrung.

Schafft man es nicht, auf seine täglich benötigte Kalorienzahl zu kommen – weil man keine Zeit hat zu essen, beziehungsweise es nicht hinbekommt, so viele Kalorien am Tag zu sich zu nehmen –, können Weight Gainer oder sogenannte Mahlzeitersatzpulver sinnvoll sein.

Isst man abwechslungsreich und nicht einseitig, kann man davon ausgehen, seinen Körper mit allen notwendigen Makro- und Mikronährstoffen zu versorgen, die er benötigt, um wichtige Körperfunktionen aufrechtzuerhalten und um Muskeln aufzubauen. Es macht dann keinen Sinn, zusätzlich Vitamine oder andere Präparate zu schlucken, in der Hoffnung, mehr Muskeln aufbauen zu können.

Unser Organismus kann immer nur eine begrenzte Menge an Makro- und Mikronährstoffen aufnehmen. Hat man von dem einen oder anderen zu viel, wird die überschüssige Menge einfach ausgeschieden oder im Körper gespeichert, was aber nicht immer gut ist (*Körperfett wird erhöht, Organe können Schaden nehmen*).

Anfänger brauchen keinerlei Nahrungsergänzungen, da sie noch über ein gutes Aufbaupotenzial verfügen. Für Fortgeschrittene oder Wettkampfathleten kann das ein oder andere Supplement neue Fortschritte bringen.

Allerdings bringt kein Supplement der Welt etwas, wenn nicht ordentlich gegessen, trainiert und ausgeruht wird. Das meiste Geld für Nahrungsergänzungen kann man sich sparen. Stattdessen sollte man auf eine gute, abwechslungsreiche Ernährung achten, indem man gesunde und unverarbeitete Lebensmittel zu sich nimmt.

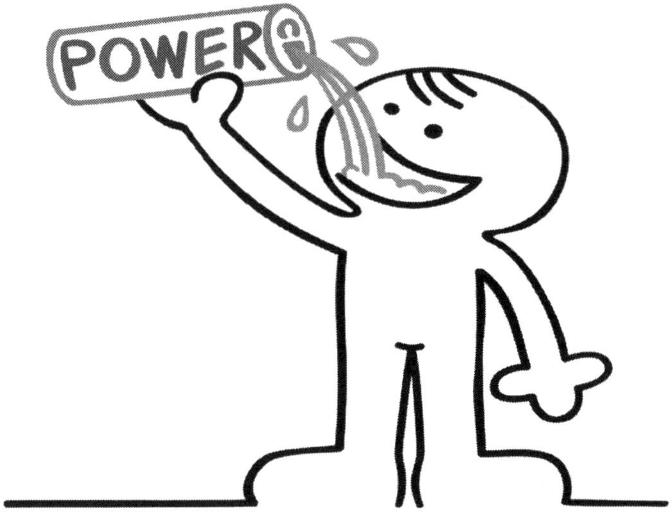

Wenn dir mein Buch gefallen hat, würde ich mich sehr über eine Amazon-Bewertung freuen.

Suchst du vielleicht nach all diesen Informationen nach einem möglichst individuellen Trainings- und Ernährungsplan?

Dann **lass mich ab heute** dein Personaltrainer sein.

Mehr hier: www.Muskel-Akademie.de

17425670R00048

Printed in Poland
by Amazon Fulfillment
Poland Sp. z o.o., Wrocław